美食課

二

徐文兵 著

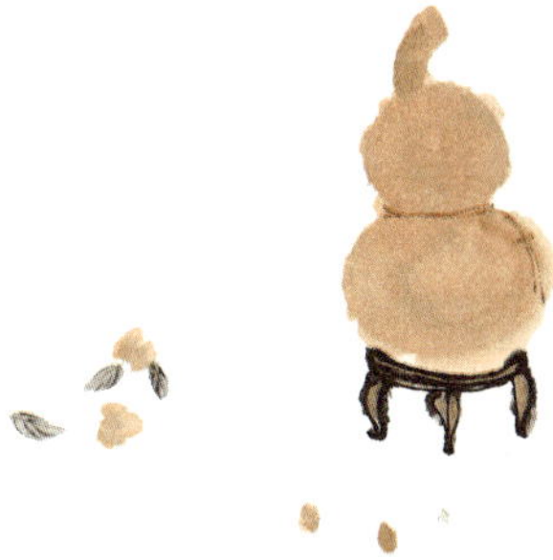

南方传媒
广东科技出版社
全国优秀出版社
·广州·

图书在版编目（CIP）数据

美食课 . 二 / 徐文兵著 . — 广州 : 广东科技出版社 , 2024.5

ISBN 978-7-5359-8194-3

Ⅰ. ①美… Ⅱ. ①徐… Ⅲ. ①中医学—营养学—基本知识 Ⅳ. ① R247.1

中国国家版本馆 CIP 数据核字 (2023) 第 235522 号

美食课二

MEISHIKE ER

出 版 人：严奉强
责任编辑：涂子滢　杜怡枫
监　　制：黄　利　万　夏
特约编辑：马　松　谭希彤
营销支持：曹莉丽
装帧设计：紫图装帧
封面书名题写：徐文兵
责任校对：杨　乐
责任印制：彭海波
出版发行：广东科技出版社
（广州市环市东路水荫路 11 号　邮政编码：510075）
销售热线：020-37607413
https://www.gdstp.com.cn
E-mail：gdkjbw@nfcb.com.cn
经　销：广东新华发行集团股份有限公司
印　刷：艺堂印刷（天津）有限公司
规　格：710 mm × 1 000 mm　1/16　印张 15.5　字数 300 千
版　次：2024 年 5 月第 1 版
2024 年 5 月第 1 次印刷
定　价：69.90 元

如发现因印装质量问题影响阅读，请与广东科技出版社印制室联系调换（电话：020-37607272）。

目 录

第 4 章 补益心气、心血的谷类

第 5 章 夏天要多吃补益心气的食物

第6章 滋补心气的海鲜

第7章 滋补心气的海生植物

第8章 滋补心气的肉类

第9章 滋补心气的茶点——满足当时的心理需求

第10章 喝茶，有益于你的身心健康

第11章 绝大多数人得病是因为喝得不对

第 16 章 芒种北方膳

第 17 章 芒种南方膳

第 18 章 夏至北方膳

第19章 夏至南方膳

第1章

主食万岁：五谷为养

为什么要吃五谷？中医认为，植物会把它最精华的东西都储存在自己的种子里，因此它含有中医概念里的精气神的“精”，而这些精在植物的根、茎、叶、花、果里的含量不如种子里的多。这是我们对五谷最基本的认识。

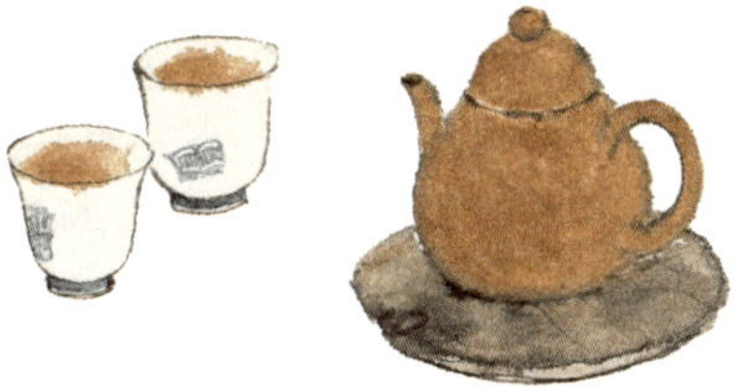

1 主食首先是种子，而且这个种子是有繁衍后代能力的

很多听过我讲课的同学应该慢慢品出来了，我讲课的思路是这样——按照柴米油盐酱醋茶的顺序给大家介绍。很多人问：“你整天介绍吃小麦，为什么总吃小麦？”这一看就是南方人提的问题。不是我每天讲要吃小麦，而是春天到了应该吃小麦。

上一本书我讲了烹饪的一些基本概念，包括一些用火的技巧和方法。比如用火、用油、用水，还有用蒸汽的方法，其实这些都属于“柴”的大概念，即怎么通过温度的改变，把食物做熟。

接下来的主题，要讲主食——五谷为养。说五谷为养有点儿太文绉绉了，通俗点说就是主食万岁。这个话在今天说，尤其有现实意义，因为现在诋毁主食的人太多了，随便拎出个小白领，都是说不吃碳水。不吃碳水你吃啥？就吃西红柿、黄瓜？别忘了主食万岁啊！

所谓**主食，首先是种子，而且这个种子是有繁衍后代能力的**，同时这个种子是一年生草本植物的种子，不是多年生。树上结的核桃、栗子，因为是木本植物，所以不是主食。

如果再细划分一下，我们讲的主食是道家的大五谷里的一种火谷。为什么叫火谷呢？我在筑基课上讲过师承源流，是跟张至顺老道长学的大五谷的概念。我们现在吃的种子都结在植物的头上，麦子长在哪儿？麦子长在头上；稻子长在哪儿？长在头上；高粱也是长在头上。有没有不长在头上，长在腰上的呢？有，那就是玉米。确切来说，玉米不属于我们说的五谷里的火谷，它属于土谷。再比如花生，它是先在地面开花，种子长在地

里，因此叫落花生，它也不属于火谷。豆子属于土谷，因为它不长在头上，长在腰上。

我们吃的五谷，有小麦、稻子、小米（粟）、黍（黏的黄米），还有高粱。

红薯、土豆算不算主食？不算，它们是菜。为什么是菜呢？因为它是植物的块茎。胡萝卜、白萝卜属不属于五谷？不属于，但它们结的籽属于五谷。

2 为什么要吃五谷？精气神的直接提供来源

为什么要吃五谷？中医认为，植物会把它最精华的东西都储存在自己的种子里，因此它含有中医概念里的精气神的“精”，而这些精在植物的根、茎、叶、花、果里的含量不如种子里的多。这是我们对它最基本的认识。

我们专门做过调查和实验，植物会因为土壤贫瘠或微量元素的缺失，产生各种毛病。比如小麦有一种枯叶病，长着长着叶子就黄了、焦了。经过检查，发现它的枝叶、根茎里缺少一种微量元素。但只要它能结籽，去化验其种子里的各种成分，会发现什么都不缺。

这意味着什么？植物在生长过程中，会自然牺牲自己的其他部分，把最精华的东西储存在种子里。其实，动物也有类似的这种自然反应，如果怀孕的母亲钙补充不足，为了保证孕育的胎儿不缺钙，母体会从自己的身上脱钙，来补充胎儿营养。因此，这时检查母体会发现可能缺钙（或其他营养成分），但是胎儿不缺。这就是我们认识自然最基本的方法——观察这种天地造化对人的影响。

因此，从营养成分来分析种子而进行取舍，那种所谓不吃碳水的科学或商业的观念是不对的。我建议一定要吃种子，种子里面含有的营养成分比较全面。同时还有一个原因，作为中国人，将种子所含营养转化成自己的精气神消耗的能量最少，你可以吃肉，可以吃海鲜，但转化它们你消耗的精气神也很多。吃到最后，比例就不成正比。

有一段时间我说做一个熘肝尖补肝，有的同学留言给我："我看了一本书叫《遵生八笺》，里面说春天不吃肝。"这句话怎么说呢？你看看写《遵生八笺》的高濂活了多少岁，四十岁不到就"挂"了。他的话你也信？我就回了一句："你说肝是解毒器官所以不吃肝，那腰子呢？腰子是泌尿器官，你吃不吃腰子？肥肠与大便有关，你吃不吃肥肠？"这句话说的没有道理。

现代人熬夜、看手机、盯着电脑，消耗的肝血特别多。因此，可以趁着春天肝气生发吃熘肝尖。而且我配好了，我配的是滋阴的冬笋、木耳。

关于种子，给我提建议、意见的人也不少。现在人都说吃碳水容易长胖，中国的胖子多吗？中国人几千年都在五谷为养吃种子，你见中国人有几个胖的？我观察了一下，每隔三五年，就会有人来诋毁、反对中医的膳食和营养理论。

最早提出反对的是一个患糖尿病的日本人，他认为得糖尿病就是吃五谷吃的，淀粉转化成糖，血糖就升高了。现在很多说碳水不好的人也是这种理论。

这个日本人五十多岁得了糖尿病，就宣扬五谷有毒，种子有毒的理论，让大家吃黄瓜、西红柿。他的书还风靡一时，很畅销。后来他没到六十岁就"挂"了。

十几年前中国台湾一个姓林的博士也说五谷不好，讲了半天吃五谷会中毒，满世界演讲，也出书。这哥们活了五十一岁也"挂"了。

我十几年前在北京电视台讲柴米油盐酱醋茶的时候，就讲到了一定要吃五谷、吃种子。有人打电话到朝阳区卫生局告我，说我宣传的观念跟主流观念不符合。我不让大家吃水果有人告我，我让大家吃种子也有人告我，没关系，我不介意。

我讲的是中华民族数千年神农尝百草传下来的结论，信不信由你。现在有一种生酮疗法，不吃五谷，只吃肉、鸡蛋，然后说："哎，你看我的体重下降了。"我说："你是体重降了，你的脑子也不转了。你不吃五谷，导致精气神不足。"

有个网红叫河森堡，他是国家博物馆的解说员，很年轻、很帅，口才也好（当解说员的肯定口才好）。我看他在《锵锵三人行》里说，他也在尝试生酮疗法，但试了一段时间后，发现脑子不转了。脑子不转说明什么？说明精气神不足了。追究生酮疗法的起源，以前是给癫痫病患者用的一种饮食疗法，是给有病的人提供的一种饮食疗法。怎么能用于普通人呢？

某网红医生说不要喝小米稀粥，不要吃白米饭，要喝牛奶、吃鸡蛋。他说免疫球蛋白是蛋白质，你要补充蛋白质就吃含有丰富蛋白质的食物。那么，牛呢？牛吃的是草，挤出来的牛奶含有丰富蛋白质。按这样的理论，牛也得吃含蛋白质的，是吧？牛确实吃过蛋白质，英国有人专门把磨碎了的动物的肉和骨头喂牛，有证据表明，这可能就是导致疯牛病的原因。这不是胡闹是什么？每个人的消化、吸收、转化的系统是不一样的，各个种族也是有差别的。

还有人给我举例说："你看蒙古人就只吃羊肉。"蒙古人吃炒面的时候你看见了吗？蒙古人喝的奶茶里泡的炒小米你看见了吗？蒙古人走到哪儿都得带粮食。而且以前蒙古人是游牧民族，来回走、来回跑，四处征战。现在都定居了，定居以后还那么吃肉吗？

也有人说住海边的人都吃海鲜，可以不吃粮食。你没见那些远洋捕捞打鱼的船都要带粮食上船？按这些人的逻辑，渔民天天在海上，每天都有新鲜的海鲜，直接炖了不就补蛋白质吗？问题是只补蛋白质有用吗？我告诉你，如果不吃主食，肠道菌群就活不了，也就吸收不了蛋白质。

当一个人大病初愈的时候，一定不要过早吃动物蛋白或油脂，要先从熬小米粥、吃点儿咸菜开始，先培养肠道菌群，再修复胃肠黏膜，然后吃一些动物源性的食物。

在广东潮汕，人们吃海鲜先煮一锅白米粥，然后把新鲜的海鲜放进去。这就是用五谷打底，再用动物蛋白去滋养。

中国人的生存能力是有天赋的，长期以来的饮食习惯非常优秀，还把种菜的本事带到了世界各地。中国南极科考队到南极考察，一般都是在南极极昼的时候去。但有时候为了留守，也得派人在那里值班，极夜的时候也得待在那里。但是南极没有阳光，也没有什么新鲜的蔬菜。中国人居然在南极建好车间，做好灯光、营养液，就在那儿种绿油油的蔬菜。结果，其他国家的科学家都排着队到我们这儿蹭饭。再往远了说，大家都知道大航海时期，比如哥伦布、麦哲伦都是带着船员出海，他们出海就容易得坏血病。后来发现是因为维生素 C 的含量过低，船上没有足够的蔬菜、水果。郑和下西洋也是好几个月，为什么不得坏血病？原因是郑和下西洋都带豆子，在船上直接发豆芽。还有不少中国人跑到非洲，教非洲人种菜。非洲那么好的土壤，非洲人却不会种菜，不会种粮食。

我的观念是——我们所有的膳食都是为了帮助吃种子、吃主食，是下饭的；你做的任何肉、菜、蛋，吃的果都是吃饭的辅助，君永远是主食。

现在人们的饮食习惯非常不好，外出吃饭尤其是吃一些宴席，上来就先吃凉菜，后吃热菜，最后就不要主食了，吃了一堆“垃圾”回去。

日本人一顿饭的小花样很多，各种小菜一大堆，最后主食还是一碗米饭。

我希望，吃主食这个观念一定要深入人心！那是你的精气神的直接提供来源，靠其他什么肉类、蔬菜、果实提供的，都是暂时充饥，达不到这个要求。

第2章

莜麦：吃完莜面，手上有气，眼里有光

莜面为什么不太普及？因为莜麦的产量特别低，一般是小麦亩产量的三分之一到一半，也就是一二百斤的亩产，所以农民种莜麦的积极性都不高，基本上都是口粮田，自个儿种自个儿吃，别人想吃也买不到。

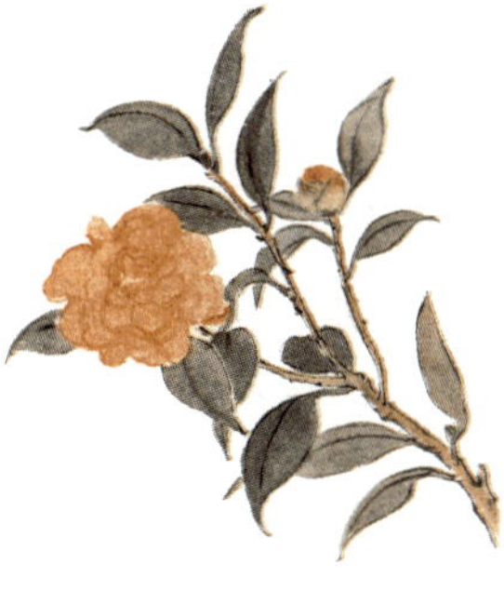

1 莜面：比小麦更好、更温、更热、更有营养

本篇讲一种适合在春天吃的，比小麦更好、更温、更热、更有营养的食物。

有人问我什么时候讲燕麦，我听了以后很生气，为什么？因为燕麦不是国产的食品！但为什么会有人如此发问？因为我们被国外“文化侵略”以后，大家都形成了一种观念——燕麦特别好、特别有营养，吃燕麦特别高大上。

这种观念是从哪儿来的？我看到一些电视广告的画面里，一个金发碧眼的白人美女，在厨房里打开一盒燕麦片倒入碗里，然后浇一杯牛奶喝了一口。这个场景让你产生民族自卑、文化自卑，然后满世界找燕麦，觉得这么吃有营养。

燕麦不是国产的，在中国产的跟燕麦一个属的叫莜麦。作为中国人来讲，我们吃莜麦已经有几千年的历史，而且莜麦的营养价值、所含的热量、所含的蛋白质和脂肪远远超过小麦。

我经常给一些营养不良、手脚冰凉，一来月经就浑身发冷、痛经的女生调理时，会建议她们把主食换一下，不要吃大米，因为大米偏寒，而且大米偏酸，吃小麦的热量又不够。我的建议是吃莜面，最好蘸着羊肉汤吃，这比吃什么当归生姜羊肉汤要高级得多，而且确实有效果。但是很多中国人一说燕麦就觉得高大上，一说莜麦就觉得土。有家餐馆叫西贝莜面村，是挺地道的西北、晋北菜，里面有莜面，招牌旁边还要写成“I love 莜”，把 you 变成莜面的莜，似乎就变洋气了。

一说莜面大家就想到农村的土炕、土灶等烟熏火燎的场景，一个老太太在搓莜面，这些场景让自己觉得很土，显得莜麦也不咋地。因此，我一定要提倡大家恢复文化自信，恢复民族自尊——莜麦是主食里比小麦还好、还温、还暖、还有营养的主食，我大力推荐。

我跟梁冬对话《黄帝内经》的时候说过我们老家有个顺口溜："三十里莜面四十里糕，二十里面条饿断腰。"是什么意思？说的是以前人们都是干体力活的，吃一顿莜面做的饭，走三十里地不饿不累；如果吃一顿黄糕，走四十里也没问题；最不耐饥的是面条。

我从小就听我妈说莜面是"三熟"，意思是吃莜面的时候经过三道工序才能变熟，因此它特别温暖。

第一道"熟"是它自然成熟，莜麦跟小麦不一样，小麦是秋天播种过了冬，春天生长，夏天收获；莜麦是正常的春种秋收，而且莜麦有个好处——耐寒、耐旱，它一般生长在海拔比较高的地方。莜麦相当于黄土高原、内蒙古高原上人的主粮，一方水土养一方人。

第二道"熟"是因为莜麦跟青稞一样，它在收仓储存之前，必须经过一道炒的工艺，也就是说把它炒熟了才放到粮仓。

最后一道"熟"就是通过蒸或煮把它弄熟。

因此，莜面的温性和暖性是超过小麦的。

莜面为什么不太普及？因为莜面的产量特别低，一般是小麦亩产量的三分之一到一半，也就是一二百斤的亩产，所以农民种莜麦的积极性都不高，基本上都是口粮田，自个儿种自个儿吃，别人想吃也买不到。再加上现在的人都追求又白又亮的主食，莜面天生黑不溜秋。此外，现在很多人更换种子，想把莜面漂白，但漂白以后莜面特有的香气也没有了，这是造成莜面不普及的一个主要原因。我们现在都追求产量，其实你细心想一想，同样的地，同样的肥料，撒下的种子产量越低，其实越珍贵。

2 在这么多制法的背后，其实是我们的祖先想着花样、变着手法让大家吃主食

莜面糊糊是一种很好的饮品

下面我介绍一些莜面的具体制作方法。我研究了莜面的特点，除了前面说的比小麦的营养价值高以外，还有一个特点是它不需要发酵。莜面本身就是一种很容易被消化、吸收的面食，因此它不用经过发酵，而且即便是所谓的“死面”做出来的面食也很好吃，很容易消化。

莜面抓起来就能吃，为什么？因为它是炒面，在储存之前、收割脱粒以后，它的麦粒就被炒过，炒熟或炒得半生不熟，可以直接抓起来吃，我小时候这么干过，抓一把就放进嘴里吃，像吃炒面。

莜面最简单的做法是做莜面糊糊，糊糊是一种很好的饮品。在人最饥渴的时候，吃干的还是吃稀的？喝水不管饱，吃干的咽不下，这时来碗糊糊是最好的。莜面糊糊其实有点儿像冲油茶面，因为它本身是熟的，舀两三勺放到碗里，用开水一冲一搅和，根据自己的爱好放点儿芝麻，再放点儿糖或盐，一碗糊糊就冲出来了。但这么做有点儿粗糙，拿开水冲它的时候，会形成一种小面疙瘩，里面好像还是硬的或者没熟，其实已经熟了。莜面糊糊的正确做法是，先在锅里放点儿水烧开，然后准备一个碗，用温水把要冲的糊糊搅和一下，就变成了一个谈不上溶解的稠糊糊，这么做的目的是怕它碰到开水后形成面疙瘩。再把稠糊糊倒进滚开的锅里，滚上一会儿就好了，这时放点儿芝麻，再放点儿盐或者糖都行，这碗糊糊就可以喝了。浓淡稀稠，根据自己的爱好决定。

喝糊糊也有讲究——不用勺。为什么不用勺呢？一般来讲都是把糊糊盛到碗里，热乎乎的，但是一喝又烫，怎么办？就贴着碗边吸溜，吸溜完

一边感觉烫了转一下碗，往略微不烫的地方继续吸溜，这一圈下来半碗就喝下去了。

这个吃法是有讲究的，千万别觉得吸溜吸溜就跟吃饭吧唧嘴似的，不招人待见。在北京，找一家放着大铜茶壶的店，要碗油茶面，店家把壶一倾，里面的茶汤就冲到碗里，喝这种茶汤也不用勺，就是转着碗吸溜。

北京还有个小吃叫炒肝，里面并没有肝，一般都是肥肠或其他杂碎、猪下水，用芡粉勾芡成稠糊糊，吃的时候也是托着碗转圈吸溜。

其实，在北方喝糊糊很普及，山东有些地方不喝茶，喜欢把小米炒黄，略带点儿焦，冲一碗小米糊糊当茶喝，有点儿苦味。济南有个早餐叫甜沫，也挺好喝的。

莜面糊糊升级版的做法——莜面拿糕

莜面糊糊还有升级版的做法——莜面拿糕，大同话叫拿糕，做的时候就说："搅一碗拿糕。"搅是搅拌的意思。

拿糕比糊糊更稠一点。拿糕的做法是，锅里煮开水，然后把莜面粉往里倒，一边倒一边搅和，直到面倒完，锅里变成比糨糊还黏稠的一团糕，这个糕是偏软的，然后拿铲子铲出来盛在碗里。拿糕很软、很糯，吃时拿筷子一夹就能夹下一块，可以放点儿羊肉臊子、肉汤，如果你不爱吃肉，也可以配点儿菜汤蘸着吃，口感特别好。有点儿像吃凉粉，但它是热粉，凉粉筋道脆，而它是软糯。

我小时候不喜欢吃拿糕，不喜欢它的口感。因为小时候消化好，腮帮子肌肉强大，就喜欢嚼点儿硬东西，跟狗啃骨头似的，所以吃拿糕这种软软的食物，总觉得不来劲。拿糕特别适合脾胃功能弱的人、老年人、没牙的人食用，他们既想补充营养，又想吃点儿好吃的，拿糕最合适。

我建议有胃病的人吃拿糕，有胃病的表现就是吃点儿东西嚼着嚼着腮帮子就酸了，要歇会儿才能吃。没得过胃病的人是不知道他们的痛苦，脾胃功能强的人喜欢嚼硬的，脾胃功能弱的人真是嚼两下都难受。

还有的人是咬肌痉挛，腮帮上的肌肉特别僵硬，让他张嘴看一下舌苔，一张嘴就发出嘎巴一声，西医叫咬肌痉挛，诊断很明确，但没办法治疗。中医是有办法治疗的，针刺腮帮上的足阳明胃经的颊车穴就能缓解。另外，通过按摩松解面部相关的肌肉群，也能达到治疗咬肌痉挛的效果。

莜面鱼鱼是搓出来的，不是擀面杖擀出来的

如果你想吃点儿筋道的莜面，就要吃用凉水和的莜面做成的面条，而且不是擀的。我研究过莜面，它的“组织纪律性”不太强，不适合做成大块，不像小麦那么稳定，因此莜面只能做成“小团体”，比如莜面鱼鱼。

鱼鱼是怎么做的？是搓出来的，不是擀面杖擀出来的，先把莜面用温水或冷水和好以后，取一小块搓成两头尖尖、中间鼓鼓的形状，有点儿像橄榄，就小拇指头这么大，然后放在汤里或菜里煮熟，一边吃菜一边吃莜面鱼鱼，很香。

莜面鱼鱼还有升级版，如果你不吃这么粗的鱼鱼，喜欢吃细一点的，可以把刚搓的鱼鱼放在掌心，或放在案板上，一边搓一边左右移动，比如从右往左移动，这时另一边就像“蝌蚪”一样，会甩出一条“小尾巴”，掌握好力度，就会越搓越长，最后，一个圆柱形的莜面鱼鱼就变成了莜面长鱼鱼。

我小时候印象特别深的是巧媳妇手里可以同时握三个面团，同时搓出三股线，变成三条鱼鱼，然后把鱼鱼盘好，这么做的鱼鱼不能煮，要蒸，一煮就有点儿散，变成一锅粥了。这么吃很有嚼头，因为面很筋道，再加上莜面炒了以后有麦香，吃一口满口香。

莜面窝窝比莜面鱼鱼薄，比较好咬、好消化

莜面比较普及的吃法是莜面窝窝，这个窝窝不是窝头的意思，而是它

做出来的形状像蜂窝。怎么做？先搓一个圆柱形的莜面团，比前面的量少一点，放在案板上拿大拇指一搓，然后一甩，这个东西就变成一个卷套在大拇指上了，竖着把这个卷放在笼屉上，挨个儿排满的窟窿眼朝上的莜面卷，看起来像蜂窝，这就是莜面窝窝。

莜面窝窝比莜面鱼鱼薄，比较好咬、好消化，如果蘸料的话，接触蘸料的面积也更大，吃起来很香。一般一个壮小伙子吃一屉就够了，大家可以去尝尝鲜，吃吃莜面窝窝。

莜面饸饹不是手工的，是半机械化的

再说一个更普及的莜面吃法叫莜面饸饹（hé · le）。

饸饹不是手工的，而是半机械化的，做饸饹首先得有一个压饸饹的木床，说是床，其实是一个支起来的方木头，把中间掏出保温杯大小的圆柱形窟窿，再准备一个有窟窿眼的铁片，把铁片钉在窟窿的一面，然后把木头架起来装上四个脚，在它的上面安上杠杆，头上安上一个固定的轴，这个杠杆带一个杵子，这个圆柱形跟掏出来的窟窿大小差不多，把杠杆塞到圆柱里一压，里面的东西就从铁片戳好的窟窿眼里漏出来了，其实就像压面条一样。

在北方，我们做粉条就是这么拿着饸饹床压出来的，做莜面饸饹也是这么压，小时候没少干这活儿。做法是先用温水或冷水和好莜面，然后搓成跟胡萝卜差不多粗细，再把跟饸饹床的窟窿大小差不多的一团莜面放进饸饹床里，把上面的木头杵子一压，粗细均匀的饸饹面就从底下漏出来了，拿筷子一撇，几十根饸饹面面条就做好了。

莜面饸饹也不能煮，一煮就散，要蒸着吃，它比莜面鱼鱼软糯、嫩，比拿手搓的鱼鱼更好消化一些。有时候莜面的黏性不够大，有人还往里掺点儿白面，拌在碗里吃，像拌面，再浇点儿菜汤、肉汤，吃起来很香。

在困难时期，基本上粮食都不够吃，再加上莜面又是低产量的作物，那会儿熬点儿粥都得掺半瓢糠进去。由于家里的莜面不够吃，就诞生了一个办法——往里掺土豆，可以在做莜面鱼鱼的时候，把煮熟的土豆拌进去，再搓成鱼鱼吃；也可以先把土豆蒸熟，再撒上莜面搅拌在一起，搓成大的颗粒，有点儿像粗盐，里面是土豆，外面裹了一层莜面，然后把它放在油锅里炒一下，我们把这个叫块垒，基本上是一半莜面，一半土豆。莜面的营养价值高、热性大，有些人吃莜面以后觉得热或撑，吃不了，吃得不耐受，可以用这个掺点儿土豆的办法。

莜面墩墩：莜面窝窝做成一片，在里面裹上菜

还有一个吃莜面的方法，就是加上菜，我们叫“讨吃子行李”，讨吃就是要饭的，大同话骂人：“你将来没出息，就是个要饭的料。”讨吃要饭的人很简陋，拿编织袋一裹，行李一背就走。

讨吃子行李就是把前面说的莜面窝窝做成一片，别只卷着蒸，在里面裹上土豆丝、白菜丝或绿豆芽，然后一起吃。这种吃法有点儿像贵州的丝娃娃——也是拿菜叶子裹上各种蔬菜，有的地方拿豆皮裹，我们是拿莜麦做成的包袱皮儿裹，大同话叫莜面墩墩。

莜面饺子一般都是素饺子，而且都是蒸饺

莜面还有一种特别好吃的做法是莜面饺子，一般都是素饺子，而且都是蒸饺。我前面说了莜面不适合煮，因此用凉水把莜面和好，擀成一个小圆饼，里面放馅，一般都是素馅，比如粉条、蘑菇丁、鸡蛋、韭菜等各种素馅，放点儿香油，然后把莜面捏好放在笼屉上蒸，很香！蒸熟以后一般吃一个就差不多了，吃俩就饱了，吃仨就撑了。

莜面的做法就介绍这么多，细说起来，莜面的做法不止这么多，应该有二三十种。总之一句话，西方人宣传的所有燕麦的优点，莜麦身上都有，大家不要崇洋媚外，我们中国人吃的莜面的营养价值真的很高。我现

在回想起来，越来越觉得小时候吃的东西很“高级”，说是粗粮、杂粮，其实给我们提供了相当丰富的营养，只是有些东西是我们没有意识到的。

在这么多制法的背后，其实是我们的祖先想着花样、变着手法让大家吃主食，然后增加自己的精气神。

希望经过我的介绍以后，莜麦能从一个小众、不起眼，甚至被人鄙视的主食，变成我们日常食用的主食，大家时不时地吃点儿莜麦，增加自己的精气神。吃完莜面，手上有气，眼里有光。

第 3 章

荞麦：一个被我们中国人忽略的重要食材

荞麦的特点正好跟莜麦相反，是寒性的，当然它也属于火谷，有疏肝理气的作用，但它的营养价值比小麦和莜麦都差一点，这是它的特点，不是它的缺点。

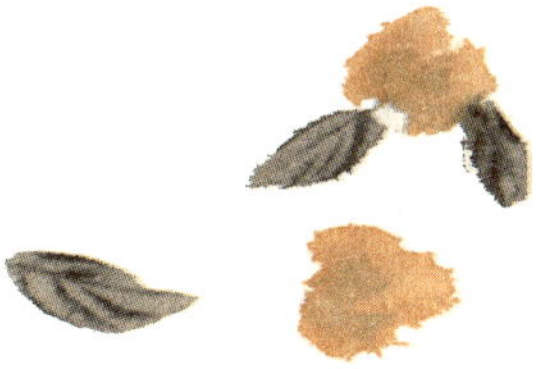

1 荞麦有疏肝理气的作用，但它的营养价值比小麦和莜麦都差一点

本章介绍的主食叫荞麦，它的特点正好跟莜麦相反，是寒性的，当然它也属于火谷，有疏肝理气的作用，但它的营养价值比小麦和莜麦都差一点，这是它的特点，不是它的缺点。比如肝火旺或肝有湿、有热的人需要吃主食，这时给他吃小麦和莜麦等于火上浇油，有目的、有计划地给他吃荞麦，既可以满足他的营养需要，又不会助长肝火和湿热邪气。因此，荞麦是我主推的一个重要主食。

很多人知道荞麦和荞麦面不是因为它们是老祖宗传下来的，而是因为看了一篇日本小说《一碗阳春面》（又译为《一碗清汤荞麦面》），讲的是二战以后一个母亲支撑家庭，在困难中依然不放弃对生活的热爱，每到年末，母子三人都到一家饭馆吃一碗荞麦面，心满意足。

我们中国人吃荞麦吃了几千年，自己不知道荞麦面，反而受一篇日本小说的影响知道了荞麦面。确实，在日本除了吃各种酱汤，猪肉、牛肉拉面，大米以外，还有一个从中国学去的主食就是荞麦面。荞麦面一般以凉面的形式出现，在日本各种饭馆吃荞麦面的时候，服务员一般用一个小竹席端上来，上面铺着荞麦面，旁边放着冰镇过的酱油汤或肉汤，然后把荞麦面从小竹席上夹下来蘸点儿汤吃，很爽口。

荞麦本身也是一味药，它的特点只能代表它的偏性，如果把它的特点变成优点，就可以帮助人；如果没利用好特点，就会害人，这时需要医生去把握。如果家里有心火旺、肝火旺，甚至有肝病的病人，我推荐选用荞麦面当主食。我在临床上治疗一些肝病晚期的病人，比如肝硬化、肝癌疼

痛，推荐把荞麦用醋和凉水拌匀以后，外敷在右斜下肝区的部位，以缓解疼痛。

2 荞麦是一味混在“粮食队伍”里的很好的中药

吃碗荞麦面，能缓解燥热和烦躁、焦虑的心情，身体还能获得营养

下面我介绍一下荞麦的制作工艺和方法。到了夏天，人们感觉燥热，想吃点儿凉的，有的人会喝冰镇饮料、吃冰激凌解热。其实，吃冰激凌的欲望是一种虚火，与其拿物理冰镇的温度伤自己的胃，加重病情，不如吃碗荞麦面。

吃碗荞麦面，能缓解燥热和烦躁、焦虑的心情，身体还能获得营养。科学研究证明荞麦面能降血糖、降血压，那是西医的认识，我们认为任何东西都有利弊，要取长补短、趋利避害，这是中医需要做的事。

中国人对自然、对人、对植物和动物有一套观察认识的方法，比如我们区分动物，会看它的蹄子是几瓣的，有没有长犄角，马、驴、骡子都是圆蹄，它们是单蹄，而牛、羊、骆驼是偶蹄。

另外，我们把从长犄角的动物身上刮下来的油脂叫脂，比如和田玉中的顶级白玉叫羊脂玉，法国作家莫泊桑写过一篇小说叫《羊脂球》，我们形容皮肤洁白且细嫩就说肤如凝脂；把从不带角的动物身上刮下来的脂肪叫膏，比如猪长獠牙，但它没长犄角。包括老道长给我介绍五谷，长在“脑袋”上的叫火谷。西方有它的界定标准，我们上生物课知道生物分类

法：域、界、门、纲、目、科、属、种。我们吃的五谷里大多数属于单子叶植物，生下来就一片叶子，而且属于禾本科。

为什么说这些？就是想告诉你，我们吃的荞麦不光是粮食，也是一味中药，而且荞麦是一种被普遍应用的、能吃的中药，是能当饭吃的中药。

荞麦跟禾本科相差很远，它属于双子叶植物，生下来就两片叶子，跟小麦、大麦、莜麦不一样。

双子叶植物和单子叶植物的区别，除了是单叶还是双叶之外，它们的根系也不一样，一般我们吃的小麦、水稻、莜麦都是须根，专门有用糯稻根须做中药。须根，就是类似于葱的须一样的根。而双子叶植物有一个主干，直根，它们的形态是不一样的。

单子叶须根的共同特点是一年生草本植物，双子叶植物是直根，而且生出来是双片叶子。因此，荞麦与小麦、莜麦、大麦、燕麦比较，虽然顶了个“麦”的名字，但它不是真的麦，是药。它跟谁更亲近？南方有一种很常见的野生草药，叫辣蓼草，是蓼科植物柳叶蓼的全草。而荞麦也是蓼科荞麦属。

在南方，还有一味经常用的中药叫金荞麦，它清热、解毒、排脓效果非常好，有点儿类似青霉素的作用，治疗肺痈、肠痈、吐脓、咯血等。

因此，荞麦其实是一味混在粮食队伍里很好的中药，而且它的作用跟大黄和金荞麦有点儿类似。我一直说荞麦是苦寒的，它还有个别名叫净肠草，就是吃了之后让你的肠子变得干净。

荞麦是一味挺好吃的中药，而且能当饭吃，平常吃多了、吃撑了，体内有热毒，就可以吃碗荞麦面。

有针对性地吃荞麦面可以调节我们吃五谷，吃肉，吃各种食物出现的一种偏性

我专门考证了一下，日本人为什么要吃荞麦？而且吃得这么有仪式

感、这么隆重？据说是他们后来改西历，全盘西化，把中国的历法全改了，比如我们是正月初一过年，他们改成元旦，1月1日过年。在这之前，日本人的习惯是在新旧年交替的时候，即除夕的晚上，全家人都要吃一碗荞麦面，仪式感很强。

荞麦本身性凉，日本人为什么把它当饭吃？荞麦是一个起源于中国的粮食品种，我们分析荞麦不靠现在的化学分析说它里面有什么元素，荞麦有个特点是生长周期比较短。

我们看任何事，都要分析它的缘起，看它的生长环境，看它的生长时间。北方一年能种两季的作物很少，但荞麦就可以，荞麦的生长周期短，基本上从播种到收获就三个月，甚至更短，只要没有霜害就可以收获，但它的生长周期短就决定了其内部所谓的精气神的精含量就少一点，比起大麦、小麦、莜麦，荞麦简直就是一个“劣等生”。可它也有它的特点，特点不见得是缺点，因为它们的科属不一样，就造成了属性不一样，属性不一样又让它拥有独特的药用价值。

比如它的性质偏寒，就能治一些热病；生长周期短，蛋白质含量不高，但纤维素、矿物质、维生素含量反而高。

说回日本人为什么爱吃荞麦面，据我分析，一是因为荞麦的蛋白质含量低，黏性差，本身不容易做成面条粘连在一起，一夹就断。到过年的时候，把吃碗荞麦面当成仪式，就有这样一种寓意在里面——跟过去告别，忘却烦恼，当然，这只是我理解的一种解释。

真正的原因是什么？日本当年群雄割据，基本上一个村就成立一个小割据的藩镇，后来逐渐统一。到了江户时代，人们的生活好一些，就出现了一个现象——大家从吃糙米（在日本也叫玄米）变成吃精米（精米就是精加工，脱了种皮的米），糙米其实就是没有脱大米外面的种皮，而精米经过精加工，甚至把胚芽都脱掉了，基本上就留点儿蛋白质，维生素、纤维的含量已经很低了。

从江户时代开始，日本人普遍抛弃了吃糙米，开始吃精米，紧跟着大面积流行起一种病，也是“富贵病”，这种病就是脚气，不是脚上长了湿疹、水泡这种真菌感染的“香港脚”，而是维生素 B 缺乏导致的脚弱，神经末梢感觉迟钝，无力行走，甚至会出现水肿。其实在唐朝的时候，我们的大医孙思邈发现一些富贵人得了这种病以后，就知道他们是精米吃多了，缺少种子带来的全面营养。孙思邈给他们的处方就是吃糠，还用椿树皮、豆类帮他们治疗，吃糠以后这些病完全消失了。

我现在给很多人开处方，也建议他们在主食中加点儿米糠。我为什么建议多吃种子？因为种子拥有均衡全面的营养，现在人们喜欢通过吃蛋白粉补充蛋白质，这是不对的，过量吃蛋白粉会加重肾脏（臟）负担，最后真把自己吃坏了。粮食外面和内在的东西，就是一个阴阳虚实的平衡体，如果你剥了皮只吃仁，是有问题的。

日本人发现吃荞麦面能改善脚弱的症状，是类似孙思邈的这种发现，通过从其他的植物种子、没有精加工的比较糙的食物里补充了维生素。因此，吃荞麦面变成生活的必需，后来变成一种仪式感。

讲了这么多，我就是想告诉人们荞麦面是味药材，有针对性地吃荞麦面可以调节我们吃五谷、吃肉、吃各种食物出现的一些偏性。

3 荞麦面的做法

荞麦面碗托

接下来说一下荞麦面的做法。我前面说了荞麦的生长周期短，结了种子以后它的蛋白质含量偏低，因此做荞麦面基本上都要掺点儿白面。荞麦跟莜麦不一样，它可以蒸，可以发酵，蒸成饼，做成馍，擀成面条。

我们老家流行一个吃荞麦的方法是吃荞麦面碗托，类似面筋和凉皮的一种做法——先把荞麦面跟白面基本上以二比一的比例掺和，和好了以后就加水搋（chuāi）它，搋到最后会发现基本没剩什么面筋，变成一盆糊糊，但这不是拿水和开的糊糊，而是搋了半天以后的糊糊，它们的内部还是有一些联系和粘连的，然后把这锅糊糊均匀地浇在碗里。但是不要太厚，基本上浅浅的一层就够了。把几个碗放在笼屉上蒸，蒸完以后拿出来剥离，一个很Q弹、很筋道的碗托就下来了，然后把它切成条状，再拌菜、拌饭，或者跟饭菜炒，就像吃面筋一样。

荞麦苗可以清热解毒

春天可以吃荞麦苗，荞麦苗也是一个很好的清热解毒的药物。在春天的时候，预防夏天长痈肿疔疮，可以提前吃点儿荞麦苗，焯一下水凉拌着吃，或者跟其他食物如鸡蛋、肉一起炒着吃，荞麦苗挺好吃的。

荞麦面：是在夏天人特别焦躁、特别烦渴、特别想吃冰的状态下非常好的饮食

荞麦最普遍的做法就是荞麦面，荞麦面跟莜面一样，没法擀，也是用饸饹压出来的，有时还需要加点儿白面增强黏性。现在有卖荞麦挂面的，但建议大家还是自己做比较好，你怎么知道里面加了什么东西？

我在前面说过，日本人吃荞麦面都是将它煮熟以后再冲个凉，然后放在一个用小竹子编的笊篱上或者竹席上，调一碗汁，里面有酱油，有紫菜的丝，有时还会加个鸡蛋。

我以前讲过，人的焦躁和烦渴其实是一种虚火，应该用滋阴的方法平衡它，而不是喝冰水。因此，荞麦面是在夏天人特别焦躁、特别烦渴、特别想吃冰的状态下非常好的食物。浮躁的热是化学的热，不能用物理的办

法降它，焦渴的时候人吃冰，我告诉你，越吃冰越渴。当你最热、最烦、最渴的时候，喝杯热茶，可以是绿茶，也可以是清茶，喝的是热的，最后达到的效果会让人心平气和。

而当你热得不行了，想冲个澡，冲完冷水澡你会感觉身体依旧是热的，而冲完热水澡身体是凉的。

如果身体平和没那么烦躁，但想吃点儿荞麦面补充营养，可以浇点儿热的臊子，比如一般我们都拿羊肉做臊子。如果吃完荞麦面以后觉得寒、凉，或者觉得胃里沉甸甸的，证明不大适合吃荞麦面。

4 荞麦的三个“亲兄弟”

苦荞、黑荞

荞麦有三个“亲兄弟”，一个叫苦荞，还有个跟苦荞差不多的叫黑荞，但黑荞生长的海拔更高一点。苦荞和荞麦是亲兄弟，都是蓼科荞麦属，它跟荞麦的区别是，它叫苦荞麦，我们日常吃的荞麦叫甜荞麦，它们长得也有点儿区别。

现在很多人说苦荞是五谷之王，里面含各种营养素，这是很片面的。我们还要看它的出身，看它的属性，看它的寒热温凉，看它的补泻。我喝过苦荞茶，也观察过，苦荞比荞麦面更偏药性，它不是食品，而是药品，体内有热毒，有积滞，喝点儿苦荞茶是有帮助的。

但我们不要迷信苦荞茶的功效，应该有鉴别、有甄别地喝。

有的广告说苦荞降血脂、降血压，什么药都不用吃，苦荞什么都能降！尽信的话，要小心最后血压都没了，心也不跳了。

还有一种黑荞，是四川凉山出产的，我个人认为黑荞跟黑枸杞一样，因为黑枸杞根本就不是枸杞，只是起了个好名；小龙虾也不是龙虾，只是起了个好名……都是营销，都是买卖，要小心。

金荞麦

最后我说一下金荞麦，金荞麦是蓼科荞麦属，跟我们说的荞麦和苦荞基本上是一个属性的。金荞麦最早是药，用于治疗肺痈吐脓，效果非常好。这个药要在医生的指导下使用，尽管西医诊断是肺炎，但我们还是要看体质，如果是湿热型体质用金荞麦就好，因为他扛得住；如果是虚寒型体质，用这个药会加重病情，影响身体健康。

因此，学中医，包括我们学美食课要有脑子，要学会举一反三，要学会取类比象，要学会综合分析。有了自己的独立守神，有了自己的独立判断，才不会被忽悠，才不会总被镰刀收割。

以上介绍了荞麦的制法。总之，荞麦是一个被我们中国人所忽略的重要食材，掌握它的特性，然后有意识地加一些荞麦平衡自己的膳食，改善自己的体质，这是我们需要做的。

另外，我们可以用荞麦皮做枕头，荞麦皮枕头可以说是我见过的所有用填充物的枕头里，透气性和支撑性最好的枕头。

第 4 章

补益心气、心血的谷类

补是补漏洞，如果出现了精气神的泄漏、流失，第一件事应该是先止损，把自己的窟窿堵住，再往里加东西。如果漏洞不堵住，吃再多有营养的、有补益作用的食物和药物，最后都是白费功夫。

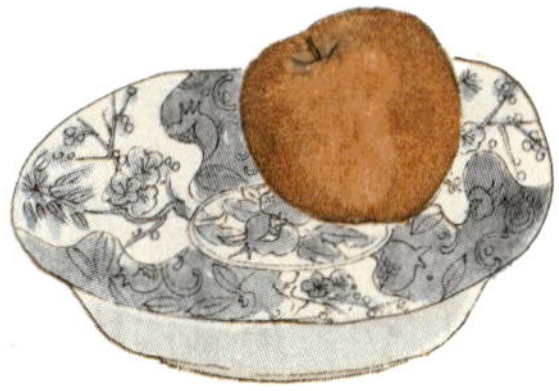

1 如果出现了精气神的泄漏、流失，第一件事应该是先止损，把窟窿堵住

先强调一个概念叫补和益。我说了补是补漏洞，如果出现了精气神的泄漏、流失，第一件事应该是先止损，把自己的窟窿堵住，再往里加东西。如果漏洞不堵住，吃再多有营养的、有补益作用的食物和药物，最后都是白费功夫。

我记得我们小时候总算一种数学题：在一个池子里，一根管子放水，一根管子流水，算多久池子能装满水。我当时就想这人是不是有病。没想到现在生活中有大量的人一边在损耗流失，一边又在补，都在干一些蠢事。

先说一下如果心气、心血、心神外溢、外泄、外漏，会出现什么样的症状？第一个症状就是没心气，觉得活得没意思，什么欲望都没有，性欲、食欲、求知欲、好奇心都没有，总爱问："活着有什么意思？活着的目的是什么？为什么？我是谁？我从哪里来，要到哪里去？"这时你就知道自己病了。

第二个症状就是集中精神的能力下降，六神无主，很难集中精力干完一件事，有的表现为心神散乱，"狗揽八泡屎"，总是出现不同的兴奋点；有的动不动就出汗，稍微活动一下就出汗，吃饭出汗，干点儿活也出汗……汗为心之液，如果总这么流汗，人是有问题的。

现在很多人是在动，而不是在运，喜欢交钱参加各种运动或活动，比如汗蒸，还有各种剧烈运动，或者憋在家里跳操。适当运动可以，如果跳得大汗淋漓还觉得很爽，这就有点儿病态了。容易出汗、容易叹气、容易

气短的人，都是心气不足。

还有心血的流失，比如月经量过多、意外流血或参加过献血，这些都是血的流失。有些人表现为慢性的皮下渗血或便血、尿血，其实都是在流失精血，这时也需要补，把漏洞堵住。

还有失神，心神外越，身未动，心已远，人躺在床上，心已经飘到了各大旅游景点，晚上睡不着觉，从联合国到自个儿家，各种事都想一遍。这就是心神散乱、失神的表现。

碰到这种情况，大家应该有针对性地找中医调理，或者是有针对性地吃一些补益自己心气的食物，别一上来就吃肉，所有肉类都有补益心血的作用，但应该先吃五谷打好底子，把自己的漏洞塞住。

2 补益心气的五谷

下面具体介绍一下我们中医推荐的一些补益心气的五谷。

我们分析食物不是靠现在化学分析的方法，那种方法是认识物质的一条途径，但不是唯一途径，而且有很多缺憾。就好像分析一支世界冠军的球队，不分析球队的整体配合，只关注是哪个球员踢进的球，甚至不考虑谁给他传球，精细分析球员用哪只脚踢的球，精细到哪个脚趾接触的球，最后研究这个脚趾。这种方法有它的优点，也有它的缺点——只见树木，不见森林，最后以偏概全，拿一个球员或一个脚趾来说赢球的主要功绩，显得很蠢。

我们分析食物，还是采用取类比象、取象比类的方法，把它放在天地、自然中观察它的形状、位置、颜色、光泽，以及我们吃完它以后身体的反应。神农尝百草，神农是农民，他首先发现的是粮食。

我们在火谷里挑出生长周期最长，而且长出来的果实从外壳到种子仁的颜色都发红、发紫的种子，我们认为红色入心，能补益心气。这是我们的认识方法，你可以用科学的方法，但不要否定我们认识的方法，我们按老祖宗认识自然的方法，是已经经过了几千年的实践检验。

秫米：颜色红，性质热，助阳生火

第一个推荐的补益心气的五谷就是秫米。秫米在历史上有很多记载，《黄帝内经》里有一个半夏秫米汤，是治疗失眠的，但历史上很多人考证找不出秫米到底是什么东西，我也花了很多年研究，最后终于找到了。

秫米是一种红色的谷子，生长周期很长，从清明播种到重阳节才收割，阳气特别足。它颗粒不大，但质地非常坚硬，基本属于“铜豌豆”——蒸不熟、煮不烂、敲不扁。一般用来酿酒，也叫酒谷。秫米颜色红，性质热，助阳生火。

杜康造出来的黄酒就是用秫米做的，也有人用秫米做饭，但因为质地坚硬不好消化，还是用来发酵酿酒多。我们也把它引作药，比如半夏秫米汤，它的作用就是补益心气，让人觉得活得有意思，对生活充满希望。

我也推荐用秫米酿的黄酒，特别适合北方人饮用。南方是用糯米酿酒，糯米有黏性，也有补益心气、心血的作用，但从水土来讲，南方人更适合用红色谷物小米酿出来的酒。

黍：五谷里的头牌

第二个推荐的食物就是我说的黄粘米，我们叫黍。为什么说它补益心气？因为中国人发现凡是有黏性、能拉出丝的食物或药物都有补益的作用，但根据归经不同，有的补心，有的补肾，有的补脾……比如饴糖补脾、杜仲补肾。还有一味很有意思的药叫菟丝子，菟丝子泡软、捣烂以后，拉出来的丝特别好看，它就有补肾的作用，还能治疗习惯性流产。我们针对六脏（臟）六腑，选择出了适合它的食物和药物。

现在来讲，五谷里有黏性的都有补益心气和心血的作用。尽管黄米糕是黄色的，但它用的是火谷，长在头上，蛋白质含量比较高，因此黄粘米有非常好的补益心气、心血的作用。

北方人对黍，还有黍做成的黄米年糕、油糕、豆包都有过食用的体验和经历。其实但凡是个中国人，他的骨子里都有黍的基因。为什么这么说？因为中华文明的发源地在中原或北方，偏西北，就是甘肃、陕西这一带。根据从历史考古发掘发现的证据，我们的祖先食用黍，把黍培养成栽种的食物，应该有八千到一万年的历史，这是有确切的考古证据的。从历史文献和文学作品中，我们也能看到我们的祖先把黍作为主要的食物来食用。

可以说黍其实是五谷里的头牌，是老大哥的地位。举几个例子大家就知道了，我们都学过《诗经》,《诗经》是周朝诗歌的总集，“诗三百,一言以蔽之，曰：思无邪”。在《诗经》里有二三十处关于黍的记载。《硕鼠》的第一段第一句话就是“硕鼠硕鼠，无食我黍”，第二段第一句话是“硕鼠硕鼠，无食我麦”，第三段第一句话是“硕鼠硕鼠，无食我苗”。因此，我认为，黍是排在第一位的。《诗经》里还有一句比较著名的是“彼黍离离，彼稷之实……知我者，谓我心忧；不知我者，谓我何求”。周王朝迁都以后，有些大臣看到原来的宫殿上长出了黍和谷子，就是稷，然后产生了一种沧海桑田的感想。

黍结的穗有点儿像稻子，不像麦子和小米结成一个圆棒，很紧实，它是离散分开的，叫“彼黍离离”，有一种离的感觉。

《诗经》是两千多年前的文学作品，在唐宋的诗词里，黍也出现过很多次。孟浩然写过一首诗，里面有一句叫“故人具鸡黍，邀我至田家”，老朋友炖好了鸡，蒸好了黄米面做的糕，然后请他到家里吃饭，这是很高级的招待规格。

后来为什么黍逐渐没落了？因为西晋灭亡以后转到永嘉南渡，到了南方，中华文明的重心逐渐南移，开始接受稻。稻的产量比较高，而且稻可以两季甚至三季地耕种。而黍是一种耐寒耐旱的植物，生长周期不到四个月，不到一百二十天就可以收割，非常适合干旱少水或海拔高的地方耕种。

后来随着麦和稻广泛地耕种，黍的地位就逐渐下降。但它的下降不意味着它的营养价值不高，我说过亩产量越低的植物，其实营养价值越高。到现在北方还保留着吃黍的习惯，南方变成了吃糯米，对黍的接触就少一些。我个人认为黍作为滋养中华民族数千年的一种粮食，到今天应该引起大家的重视，现在从化学成分、营养成分分析，它的蛋白质、淀粉、各种微量元素的含量确实是很高的。

我再说一下黍对中华文明的影响，它除了作为食物提供营养成分，提供物质食粮，也是我们中华文明发展过程中一个不可或缺的角色，为什么这么说呢？因为黍直接影响了中华文明的度量衡。

从历史记载里发现，我们确定长度最早的依据就是用黍确定的——用一百颗没有脱粒的黍连接起来形成的长度就叫一尺。英尺叫 foot，一个国王脚的长度就叫一英尺；我们把黍排列起来，一百颗的长度就叫一尺，十尺是一丈，就是这么定下来的长度。

量就是容积，我们把一千二百颗黍放在一起，形成的容积就叫一龠，十龠为一合，十合为一升，十升为一斗，这也跟黍分不开。

黍居然还影响了音乐，影响了人们怎么确定音律。

音律怎么确定？我是音盲，到现在 do re mi fa sol la si 我还得按 1、2、3、4、5、6、7 掰着指头数。吹笛子有不同的笛孔，也就是说发出哪个音跟笛子的长短有关系。古代人用芦苇做一根管，然后用九十颗没有脱粒的黍排列在一起形成长度，再削一根同长度芦管，以吹出来的音定一个基本音。我们经常说黄钟大吕，其实讲的就是音律，现在确切地讲叫音阶，就是这么定出来的。

以前古代人还讲天气影响地气，春天的时候在地上插一根芦管，上面蒙一层薄薄的灰，像我们烧完纸留下来的纸灰。地气上升以后，把哪根管的灰吹动了，就定今年的基调。后来人们认为这个不太准确，但古人就是这么做的。

黍从食物影响到我们的精神和文化，在我们的文明进程中扮演一个很重要的角色。

另外给大家讲一下黄粱美梦的故事，也跟黍有直接关系。

这是唐朝人写的一部小说里的一个故事，讲的是一个不得志的、没有什么功名的叫卢生的书生，有一天到饭馆里吃饭，碰到一位老道士并开始聊天，他抱怨自己不得志，怀才不遇，说些“活得没意思”诸如此类的话。老头儿很慈祥地看着他没说话，陪着他聊天。这时菜点完了，饭菜还没好，卢生打了个盹，梦见进京赶考，考上功名了，不是中了状元，而是中了进士，就去当官了。先在京城当官，然后提了点儿意见又被贬到了京外，像白居易、苏东坡等人一样被放逐，贬谪到外地当官。为官一任，造福一方，口碑很好，又被皇上选回来到京城当官，还当了挺大的官，甚至当了宰相，皇帝还把公主嫁给他，成了驸马，获得了荣华富贵，从此欢乐无比。最后边关来了敌人，他又领兵去打仗，建功立业，回来以后被皇帝猜忌，说他要谋反，投到狱中。在狱中他艰难困苦，说自己如果不进官场就好了，后来又赶上特赦，就放出来了，又变成了一介平民……整个过程起伏跌宕，这场大梦做完以后他突然梦醒了，店家说：“不好意思，你再睡会儿，黄粱还没熟。”醒来以后他眼巴巴地看着对面的老道士，老道士说：“怎么样？感觉如何？”然后卢生大彻大悟，心想人生也不过如此，应该远离红尘，归隐山林去修身养性，回到那种被别人看不起，但心里很富足的平常生活。

这就是黄粱美梦的故事，其实是道家劝世、讽世、喻世，救人、度化人的一个故事，意思是人应该关注自己的内心，身心健康是第一的，其他那些身外之事，当不当官，做不做事，有没有功名利禄不重要，如果去追求身外之事，就有点儿舍本逐末。

我不大认同这个观点，我还是认同我的师父老道长说的那句话："人的一切都是自己的精气神换来的，每个人来到世界上都有自己的使命或责任。"有些人就应该去建功立业，做领头羊领导大家，维持自己的种族，维持自己的国家，维持自己民族的繁荣昌盛，抗击外来侵略，治国安邦，这就是"穷则独善其身，达则兼济天下"。一味地说功名利禄不好，那是格局或眼界太小，但如果秉着自己的私利、私心或那种变态的欲望，非要做出点儿什么事给别人看，那就不值当了。

这个故事还说到一个字"粱"，这个粱不是栋梁的梁，梁是横着的，指搭建房子支撑屋顶的木头，栋是竖着的柱子。我们说的黄粱或膏粱，膏粱的膏是膏脂，粱不是特指某种粮食、植物或种子，而是指精加工的精米、精面。

我们现在给植物种子脱壳，剥种皮很简单，在古代却是比较烦琐的，因为以前是用碾子做这件事，所以一般穷苦人吃的粮食比较粗糙，但至少带着种皮、壳是肯定不会吃的，除非赶上荒年。壳就是糠，但麦子的麦麸，一些薄的种皮肯定是保留的，这不叫粱，粱是连种皮都剥掉的精米、精面。因此，黄粱就是黄色的精米、小米、黄米或粘米糕。

《黄帝内经》里讲总吃肉的人脂肪含量高，而只吃精米、精面的人身上容易长疔疮，我们叫闷头或疖子，因此叫"膏粱之变，足生大丁（疔）"，就是吃精米、精面带来的副作用，缺少了清热、消化积滞的糠或麸皮。

我们逢年过节会吃糕，但平时人们把糕当成粮食吃，一般要掺点儿糠进去，叫黍黍糕，颜色不是金黄，而是偏黄、偏黑、偏绿。

高粱米：非常适应中华的水土，引进以后得到了广泛的推广和种植

第三个推荐的食物是高粱米。据考证，高粱米在中国出现的历史不像秫和黍那么早，可能是在元朝或明朝时才引种进来的。但高粱非常适应中华的水土，在引进以后得到了广泛的推广和种植。它为什么能得到广泛推广和种植呢？首先，因为它的抗病能力强，长得高；其次，它的病虫害少，产量又高，因此成为救急救荒的食品的一个主要来源。

到后期高粱得到广泛种植，是因为人们发现它像红秫米一样，有很好的酿酒功能，酿出来的酒风味特别好。高粱酒是中华大地的一道特产，不论是茅台、五粮液还是金门高粱酒，用高粱酿出的酒质量是很高的。

高粱有红、白两种，但我们认为即便是白的高粱，也有补心气、补心血的作用，而且红、白高粱里有一种叫粘高粱，它补心、补气的效果更好。我们没必要计较它的颜色，只要它长在头上，事实证明它有补益心气的作用就好。红高粱一直是我向一些心力衰竭、心气不足、抑郁的病人推荐的一个主要的五谷。

糯米：吃年糕、粽子的时候会用到它

第四个推荐的食物是糯米。在南方我们吃大米，但大米里的纤维含量多，吃进去的口感是比较粗糙的，特别是一年种两季、三季稻的地方就出这种米，还有一种是产量偏低，但质量、口感非常好的糯米，我们平时吃年糕、吃粽子的时候会用到它。

糯米在南方一般用来做年糕，年糕有两个写法，一个是粘连的粘，一个是过年的年，日本、韩国都有跟中国学吃年糕的习俗。他们一般把蒸好的糯米放在一个石杵里，然后拿木头槌子狠狠地敲，还唱着歌打出鼓点，越打米越粘。年糕本身的蛋白质含量比较高，通过它的黏性也体现出补益

的作用。年糕也有很好的补心气、补心血的作用。

紫米：口感比较软糯

第五个推荐的食物是我们经常喝的紫米粥用到的紫米。从颜色来讲，紫米粥确实区别于我们经常喝的小米粥；从口感来讲，它也比较软糯，很多人喝紫米粥喜欢加点儿糖，口感非常好，也是我们推荐的补益心气、心血的食材。

血糯：一种特殊的糯米

最后有一种特殊的糯米叫血糯，有点儿像石榴籽，像红宝石的颜色，再裹一点肉，裹点大网膜的油，吃到嘴里真是满满的幸福感。

关于补益心气、心血的五谷就推荐这么多。希望大家在有条件的情况下去尝试一下，增加自己饮食的花色、品种。

第 5 章

夏天要多吃补益心气的食物

先说一个最古老的问题——先有鸡，还是先有蛋？这个问题我考虑了很多年，最后结论是先有蛋，为什么？恐龙蛋是不是蛋？有恐龙蛋的时候还没有鸡，所以先有蛋。据现代科学研究发现，天上飞的禽类都是从远古的恐龙演化而来，所以你应该问我是先有恐龙还是先有蛋，可这个问题就不好说了。

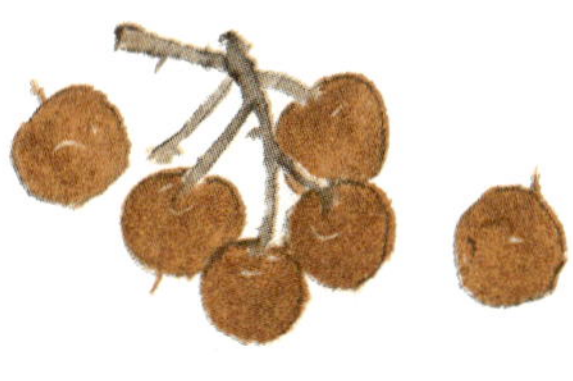

1 夏天要补益心气

本篇我们讲补益心气、心血的肉类。在五谷为养的基础上，要加一些生机勃勃、有血有肉的东西。所有的肉类，不管是天上飞的、水里游的，还是地上跑的，都属于血肉有情之品，都有补益心气、心血的作用，都能鼓舞人的心气、催动人的欲望。

如果细分，我们一般认为天上飞的性质偏热，水里游的性质偏凉，地上跑的性质偏中和偏温。再细分，我们把天上飞的禽类归到补益心气、心阳的范畴；注意，这里说的不是水禽。

先说一个最古老的问题——先有鸡，还是先有蛋？这个问题我考虑了很多年，最后结论是先有蛋，为什么？恐龙蛋是不是蛋？有恐龙蛋的时候还没有鸡，所以先有蛋。据现代科学研究发现，天上飞的禽类都是从远古的恐龙演化而来，所以你应该问我先有恐龙还是先有蛋，可这个问题就不好说了。

大家吃的禽类大部分都是鸡。孔乙己知道“茴”有四种写法，而我知道“鸡”有三种写法。我在读三申道长《玄隐遗密》的时候，发现“鸡”用了不同写法。后来三申道长跟我说，第一个“雞”是公鸡；第二个“鷄”带四个点，说明它下蛋，也就是母鸡；第三个是“雉”，雉是野鸡，我们现在叫锦鸡，甚至有的地方干脆叫凤凰，五彩斑斓，特别漂亮，而且它的尾巴特别长，但跟孔雀不一样。

因此，这是三种不同的鸡，鸡跟鸡是不一样的。

老道长给我讲过鸡的特点：鸡没有“倒挡”。我们可以观察一下鸡的膝盖，人的膝盖骨在前面，腿往后弯，而鸡的膝盖骨跟人是反的，它是往前弯的。所以，鸡本身的特点决定了它永远不会后退，一往直前，十分凶猛。

水禽是随着四季变化而迁徙的，比如到了冬天，它就飞到南方，到了夏天又飞回来，随着四季走。鸡这种非水禽不迁徙，但随着昼夜而变化，太阳一落山，鸡就瞎了，啥也看不见。有一种病叫雀盲（又叫夜盲），就是晚上看不见。天刚蒙蒙亮的时候鸡就开始打鸣，所以我们把这些禽类称为太阳鸟，就是说它的禀赋、特点是跟着太阳变化的。鸡睡得早，起得也早，所以吃鸡肉的时候要想一想自己会变成什么样？会早醒。

很多人说我要争取睡到自然醒。凌晨两三点醒来也叫自然醒，但这是病态的醒，最好是天蒙蒙亮鸡叫的时候醒来，一般都是五更天。

此外，鸡是最原始的生物，只有一个窟窿眼。俗话说："小鸡不撒尿，各有各的道。"鸡和鸭等禽类拉的屎永远是不成形的，永远是溏稀的，所以我们形容有些人拉出来的稀便是鸭溏或鹜溏（鹜就是野鸭子）。

禽类的生殖道、尿道和粪道都是一个口，这叫泄殖孔，说明它的进化程度比较低，但它的肉容易被人消化、吸收、利用。进化程度再高一点，就会有两个排泄孔，一个排粪便，另一个则射精和排尿共用。

最高级的就是有三个孔——排粪便一个孔，排尿一个孔，排卵一个孔。

2 带着感情吃鸡——鸡应该清炖，再加点儿蘑菇

下面重点说一下吃鸡。我们这代人是带着感情吃鸡的，不像现在的人把鸡当成一个普通的食材。为什么这么说？因为我们小时候养过鸡。现在

到农贸市场杀活鸡带回家的人都很少见了，一说鸡就是一块肉，就是一种食材，不一样。

我小时候粮油都是定量供应的，每个人多大岁数，几斤粮、几斤肉都是固定的，而且量很少。我小时候在大同住迎泽里，住的是平房，有自己的小院子，家里就养了几只鸡。

养鸡的第一个目的是下蛋，第二个目的就是剩菜、剩饭可以用来喂鸡，也不至于浪费。

我记得非常清楚，当时家里养了一只大公鸡，带着几只小母鸡。我们上学的时候，大公鸡就出来送我们，跑到窗户外面看我们。后来过节，我爸把鸡杀了，做给我和妹妹吃，我们都没动筷子，这说明我们小时候对家养鸡的感情超越了饮食欲望。

我还记得我们家有只鸡被车轧死了，车跑了，鸡也被人捡走了。我爸一回来就找，执着地找到人家家里，敲开门，看见老太太把鸡都炖到锅里了，还是把鸡要回来了。我对这件事的印象非常深刻。

后来厚朴中医搬到了现在这个地方，院子比较大，环境比较好，我还专门养过鸡。当时厚朴三期有个同学叫路子清，她有一只宠物公鸡，送到厚朴来，我们就给它配了一堆母鸡。我记得当时垒了一个鸡窝，然后每天下班以后嘱咐当时厚朴一期的王东斌和另一位老师，让他们把鸡抓到鸡窝里。其实这种做法很蠢，因为天黑以后鸡会自己回窝的，用不着人抓，但当时我们不知道这些。院子里的黄鼠狼总偷我们的鸡，我们就养了鹅。鹅看家护院的本领非常厉害，据说黄鼠狼一闻到鹅屎的味道就不会来，所以后来鸡养得很成功。

我还专门观察过老母鸡孵小鸡和用孵化器孵化小鸡的区别，发现老母鸡孵的小鸡很精壮，基本过两三个月以后都变成了半只大鸡的样子，但用孵化器孵化的鸡，无论怎么饲养，都长得又弱又小。

我发现其中有两个原因，一个是老母鸡的体温很高，它会用翅膀和羽毛把十来只小鸡全罩在自己的身体下，小鸡特别怕冷，所以在北方一些地方，孵出的小鸡都在炕上养。

第二个原因就是老母鸡亲自喂小鸡，它把食物吞到嗉子里，再吐出来喂小鸡。嗉子里本身就有一些消化酶，类似鸽乳。小鸡吃完母鸡用酶搅拌过的食物以后，消化能力特别强。

我还观察过鸡的生活习性，得出什么叫鸡贼。北京人说鸡贼，意思不是像抠门的铁公鸡，而是指格局和视野。往鸡食盆里倒鸡食的时候，本来可以一起吃，顶多是在盆里互相争几下，但鸡不是这样的，它总叼别的鸡嘴里的食，就是我吃上，你吃不上，而不是都吃上。所以，我们把一些人的行为做派，比如他好就必须让别人不好，或者他必须把别人弄坏了才觉得好，叫鸡贼。

过去我们吃鸡是件奢侈的事。我记得上中学的时候，吃鸡也是件很隆重的事，逢年过节才有可能吃，而且鸡炖好以后，鸡大腿肯定是给姥姥、姥爷等长辈吃的，两个妹妹能分到鸡翅膀，我能分到鸡脖子和鸡头。当时吃鸡挺讲究的，要把鸡的脑壳敲开，把脑子完整地剥出来。我妈说鸡的脑子像被绑着的秦桧，你看中华文化底蕴有多深厚！我爸吃鸡爪、鸡屁股。

1987 年，肯德基在中国开了第一家店，后来麦当劳在王府井开了家店，那会儿的人真是没见过世面，去吃顿饭就跟出趟国似的。我记得我爸妈带着我妹去吃肯德基，当时可能学校有什么事我没去，他们吃完回来时给我带了一块炸鸡块，还挺大一块。尽管拿回来有点儿冷了，但吃起来还是觉得太香了。我们都知道鸡胸脯肉不好入味，但肯德基就能做得那么好吃，所以当时留下了很深的印象。

改革开放以后人们的生活变得富足了，开始出现了鸡养殖，吃到鸡肉是越来越容易了，但是鸡越来越不好吃。美国的鸡就是工业化生产出来的，速成，没有什么精血、精髓，煮的时间长了，肉就是一锅“柴火”，全是纤维，没法吃。后来我在美国发现了一个窍门，尽管鸡肉难吃，但可以买鸡肫子（鸡的胃），还有点儿筋道、嚼头，有点儿滋味。

我回国以后有意识地找一些农场里养的鸡，当然我们也在院子里按自然的方式养鸡。所谓按自然的方式养鸡，并不是说把鸡放到山林里让它自由散漫地生长，而是采用一种立体化的模式，让它有自由活动的空间，有的叫走地鸡，有的叫溜达鸡，不是关在笼子里养。因为鸡的性质比较火热，恨不得能飞、能上树，你把它关到笼子里，它的体内肯定会积聚热毒。

鸡是杂食动物，吃米、吃草，也吃虫子。鸡还有一个特点，别看鸡爪不大，但是压强大。把鸡养在一个大笼子里，笼子底下是带着轱辘的，在一个地方待一段时间以后，这块土地会被踩得特别硬。后来我看到一些国外的农场，就移动大笼子换一个地方，让原来被压迫的草地恢复生机。而养猪的土都是松的，因为猪特别爱拱地。

立体化养鸡，鸡粪也有它的去路。鸡粪是很好的肥料，但必须有窝堆发酵才能用作肥料，如果直接把鸡粪弄到地里，地就被烧死了。

我十分反对现代化养鸡，因为其是用一种反自然的、不符合鸡习性的方法养殖。为了提高产量，给鸡吃各种药（有的药是促进生长发育的，有的药是防止感染的），导致人现在吃的很多鸡是不卫生或不安全的。国外也发现了儿童性早熟与他们吃的鸡及其烹饪方式有关。

适合鸡的烹饪方式应该是炖，可以加点儿蘑菇平衡一下它的热性。如果非做成麻辣鸡翅、辣子鸡丁，是有多寒、病得多重的人才这么吃。这种烹饪方式导致很多儿童性早熟，我接触的女孩子有八岁就来“例假”的；男孩子多动、暴躁，还有的产生了性冲动，很早就学会了手淫，然后乐此不疲，把自己的精血就这么消耗掉。其实，这些症状都跟吃催心火、动性欲的鸡有关。

我们治疗一些性冷淡的成年人，会建议吃点儿烤乳鸽，再加点儿中药，配合着吃，激发病人的心气、心火。但如果正常人这么吃，完完全全是在作病。

鸡的吃法，有几十种甚至上百种，后面会介绍几种比较简便的、适合我们自己在家操作的，又符合养生之道的鸡的做法和吃法。

3 禽类越小，营养价值越高

跟鸡一样，有补益心气、心阳、心火作用的，但比鸡更好吃的是麻雀（现已禁食用，下同），有句话叫“麻雀虽小，五脏（臟）俱全”。就像鱼，越小越好吃。禽类越小，营养价值越高。我经常看到小吃街上卖烤麻雀，一帮人围在那儿吃。

大家平时还会吃鸽子，鸽子也是飞禽，很多人吃烤乳鸽。

跟鸽子差不多大小的就是鹌鹑，很多人没吃过鹌鹑，但吃过鹌鹑蛋。还有稀缺的禽类，比如东北有一种鸟叫“飞龙”，原来是国家保护动物，后来也允许饲养了。我吃过，可能是我不会做，感觉没有他们说的那么好吃。但“飞龙”做汤特别好吃。

再大一点的是孔雀，我养过孔雀，也吃过孔雀，但你不要仇视我（有一种孔雀养殖了就是让人吃的，有点儿残忍）。

比孔雀大一点的，就是外国人感恩节吃的火鸡。在美国经常见到火鸡肉，但我告诉你，美国的东西都不好吃，火鸡肉更难吃。尤其是他们烤的火鸡不入味，不切也不割，那么大一只火鸡往烤箱里一放，拿出来就吃。我记得憨豆先生演过一个节目，他能把头塞进火鸡里，可想而知火鸡有多大，所以肉肯定好吃不了。

最大的禽类就是鸵鸟，而且鸵鸟还不会飞，整天瞎跑，所以鸵鸟肉也不好吃。

4 鸡是阳性的，鸡蛋是阴性的

鸡肉的主要性质是热性的、阳性的，有补心气、补心阳、壮心火的作用。所以我们补益心气、心阳要吃鸡肉。鸡蛋的作用呢？正好跟鸡肉的性质相反，鸡蛋属阴，是滋阴的。而鸡蛋清或蛋白属于阴中之阳，鸡蛋黄在核心里属于阴中之阴，所以鸡蛋黄的滋阴效果更好。

我们都知道禽类是卵生动物，卵生动物在自己的体内孕育卵子。细胞有多大？别以为细胞很小，其实一个鸡蛋就是鸡的一个卵细胞。

鸡蛋分阴阳，鸭蛋、鹅蛋、鸵鸟蛋也分阴阳。世界上有一种蛋不分阴阳，叫混蛋。这个混蛋又叫王八蛋，就是鳖和乌龟下的蛋，它是阴阳不分的。

中国人认识蛋的方法很独特，如果阴阳不分，就是混沌未开，属于最原始——元（玄）的状态。

现代科学分析认为，鸡蛋的营养成分包括蛋白质、胆固醇，等等。我还是那个观点，我认为动物和植物都会把自己最宝贵的精华用到后代的孕育中。所以我们吃五谷的种子，它能变成新的生命。我们吃的鸡蛋也能孕育出新的生命，它具有很高的营养价值，不用搞那么复杂的分析。

包括现在很多人爱吃的鱼子，就是鱼的卵；还有一种是白子，其实是鱼的精巢或精子。鱼是体外受精，母鱼把卵子排到水里，公鱼把精子也排到水里，它们在水里结合。动物会牺牲母体去孕育后代，这是它的天性和本能，所以母体可能缺营养，但是精子、卵子里不会缺。它们承载了很多身体最宝贵的东西。

如果一个人伸出舌头全是裂纹，干燥，没有唾液，没有舌苔，晚上总睡不着觉，就要给他补益心阴，可以让他吃鸡蛋黄，而且鸡蛋黄不能煮得太熟。《伤寒论》有个著名的治疗失眠的方子，叫“黄连阿胶鸡子黄汤”，其实就是古代伊尹的小朱雀汤。

5 鸡蛋生吃不得

怎么吃鸡蛋？吃鸡蛋最生猛的方法是生吃，说实话这种吃法看起来、听起来都比较瘆人。我最早看到吃生鸡蛋的是白种人，往啤酒里磕五六个生鸡蛋，然后端起一扎啤酒咕嘟咕嘟就灌下去了。人种不一样，咱们千万不要盲目跟风。

关于鸡蛋，我反对生吃，鸡蛋最有营养的食用方式应该是做熟了吃。当然我们要想吸收好，达到滋阴的效果，鸡蛋也不能煮得太熟。黄连阿胶鸡子黄汤其实是把鸡蛋放进热的煮好的中药汤，"搅令相得"，就是搅和熟了。

我们中国人的体质不适合生食。日本人也生吃鸡蛋。记得有一次住在酒店，早餐时，我老婆先盛一碗热米饭，拿回来一盒纳豆和海苔丝，拌点儿芥末，然后拿一颗鸡蛋磕进去，跟纳豆和芥末搅拌，滴点儿酱油就开始吃。我看得直反胃，人家吃得挺香，还特自豪地说："只有我们日本的生鸡蛋能这么吃。"我心里鄙夷，说："你们没进化好。"后来我说："我也尝尝吧。"结果实在受不了那股腥味，就放弃了。

日本的寿喜锅，其实就是涮锅，一般涮的是牛肉。咱们吃火锅弄点儿芝麻酱，或者用点儿香油、蒜末放在小碗里做调料，然后把涮好的肉放到碗里蘸着吃。日本人吃寿喜锅则是直接在小碗里磕一个生鸡蛋搅匀，然后把涮好的肉片往里一蘸就开始吃。我出于好奇尝了尝，但也觉得受不了。

为什么花这么大篇幅说这件事呢？因为我们中国营养学的基本概念是，尽量用火或其他加热的方式把东西弄熟，可以节省我们自个儿的元气。

中医养生有个最基本的观念就是不拿自己的元气把东西弄熟了吃，对自己的消耗太大。所以，中国人还是吃熟食为好。

现在外国的价值观、文化、生活方式逐渐传到中国，影响了我们中国人的饮食方式。日本人生吃鸡蛋，第一是因为鸡蛋新鲜，第二是因为人家有特殊的灭菌方式，可以把沙门氏菌消灭，以确保鸡蛋食用安全。

国内也开始跟风，推出某某品牌鸡蛋，说可以生吃。我跟大家说，不要交智商税。生吃鸡蛋有前提条件——消化功能特别好，阳气特别足。

我们都知道鸡蛋是从鸡屁股里生出来的，所以鸡蛋的表面是不干净的。虽然我们会清洗干净，但同时也破坏了鸡蛋对自身的一种保护，清洗以后的鸡蛋保存期比原来要短。就算没有任何细菌，生鸡蛋本身也有一种抵抗外来生物的本能——我不能让你吃我，我会让你吃了我觉得难受。

因此，即便没有什么细菌，或者自称消毒特别彻底，也不要生吃鸡蛋。没必要去冒险，而且现在国内也没有任何关于生鸡蛋的标准。日本的管理做得比较精细到位，有行业标准。吃的蛋是哪家鸡场的哪只鸡下的，能追溯到源头，鸡蛋上都有相关信息。可以生吃的期限一般是三天，过了三天会建议做熟吃。

所以，对生吃鸡蛋，别盲目跟风。但也不要走另一个极端，把鸡蛋煮得又老又硬，再弄点儿茶鸡蛋、卤鸡蛋，鸡蛋煮到最后跟皮球似的，扔在地上都能弹起来。蛋白质煮得过熟以后会老化，导致不好分解。

6 好吃的吃法一：水煎蛋

在那个缺肉缺油的年代，老百姓一般做水煎蛋。虽然叫煎，但是不用油，而是把水煮开了以后关火，等水不再沸腾时，把鸡蛋打进去，它会保持一个固定形状，等于是在开水里将鸡蛋泡熟。这样的鸡蛋可能有点儿溏心，完全流汤的溏心蛋其实跟生鸡蛋差不多。水煎蛋做成了，鸡蛋黄很嫩，这时可以蘸点儿盐，撒点儿胡椒粉吃。

判断你能不能吃溏心蛋或生鸡蛋有一个标准，就是你闻着它是香的还是腥的。如果你的阳气特别足，把一个生鸡蛋拌到饭里，你闻了没有太大异味，或者有一种香气，那你就能消化它；如果你把生鸡蛋打进饭里一闻觉得腥，想吐，你就别吃它了，因为你的阳气跟它不匹配，平衡不了。

我的一位病人，比我大几岁，当年他没当知青，留在城里当工人了。有一次他下乡给村里装电器，村里人很穷，不知道怎么招待他们。他们干了一上午活儿，村里就给他们送饭。他们两个人干活，村里人给他们送了100 个水煎蛋。这老哥吃了 49 个，他的搭档吃了 51 个。我都听蒙了，我说："你们怎么这么能吃？"他说："那会儿穷，吃什么都觉得香。"后来他得了一身的病——也不知道跟当年的蛋有没有关系。

7 好吃的吃法二：蒸鸡蛋羹

鸡蛋怎么吃最好消化？我觉得是蒸鸡蛋羹，那是给我童年留下美好记忆的一种吃法。我们家蒸鸡蛋羹的方法是姥姥教给我妈的，然后我妈又教给了我。

蒸鸡蛋羹的做法就是，先在碗里打鸡蛋，里面一定要加水，不能加生水，应该加凉白开。然后要放点儿盐，还可以加点儿胡椒粉，再将鸡蛋打匀。水放多少？姥姥说，一个鸡蛋放半壳的水，也就是说鸡蛋多，水少。这是做给家人吃的鸡蛋羹，如果饭馆这么做就赔了，所以普通饭馆的做法是鸡蛋和水的比例至少是 1 ∶ 1，甚至 1 ∶ 1.5。很多人说："饭馆里的蒸鸡蛋那么水嫩。”其实就是水多。

要想鸡蛋羹蒸得好吃，一定要把鸡蛋打匀，不能让蛋清、蛋黄分离，还有一些絮状的东西出现，如果更讲究就要用过滤网。如果把空气打进去，蒸出的鸡蛋羹会有一些气泡，过滤网基本上可以把气泡过滤掉。

把打好的鸡蛋放到一个盘里，放到碗里有时中间不会熟，放到盘里受热比较均匀。最好在盘上再扣一个盘子，防止水蒸气进去。水开了以后大火蒸 8 分钟，关火，稍微放凉后把上面的盘子掀开，这时一盘晶莹剔透、软嫩顺滑的鸡蛋羹就做好了。然后用刀在上面划菱形的方格，倒点儿酱油，撒点儿姜末或葱白，就可以拿勺舀着吃了。这么做出来的鸡蛋羹口感好，还容易消化。

平时吃煎鸡蛋、煮鸡蛋，可能吃一两个就觉得饱了。但吃鸡蛋羹，打四个鸡蛋蒸一盘，一个人能把它吃完。鸡蛋羹蒸的时间长了会老，有的里面会有一些气泡，这完全取决于对火候的把握。

8 好吃的吃法三：煎鸡蛋

煎鸡蛋讲究油温要高，而且鸡蛋很吃油，油要稍微多放一点儿。煎鸡蛋前最好先把葱炸一下，做成葱油，不要把葱拌在鸡蛋里。有人煎鸡蛋喜欢双面煎，有人喜欢单面煎，带点儿溏心，这全凭个人的喜好。炒出来的鸡蛋性质会变得温和一些，油煎的鸡蛋容易变老，所以不如蒸或煮的鸡蛋好消化。

煎鸡蛋油比较大，鸡蛋的营养过于丰富，容易诱发胆绞痛，吃多了容易得胰腺炎，出现剧烈的腹痛、呕吐。“物无美恶，过则为灾”，咱都悠着点儿。

我上大学的时候还在使用粮票。粮票分两种：一种是本地粮票，比如山西有山西的粮票，北京有北京的粮票；还有一种是全国粮票，就是全国可以通用的粮票。我们当时每个月都要给学校交粮票换饭票，再拿饭票去买馒头、米饭吃。

那时就有一些游商小贩，背着鸡蛋或用自行车驮着鸡蛋，到我们的宿舍周围吆喝，然后我们拿全国粮票或北京粮票跟他们换鸡蛋。正好我们宿舍的老大是内蒙古人，从呼和浩特来，他从家里带了点儿黄油，我们就在宿舍用电炉子煎鸡蛋吃。

开始就是觉得新鲜，黄油的味道好闻，煎出来的鸡蛋也香。但是吃了两三个以后，我就不舒服，倒不是疼，而是嘴里开始冒清水，准确说，比清水黏稠一点儿，里面含有各种消化酶的活性成分。这说明唾液已经变成了涎，身体对鸡蛋的消化和吸收出现了问题。

9 好吃的吃法四：煮鸡蛋

如今最常见的鸡蛋吃法是煮鸡蛋。但我们以前能吃到煮鸡蛋是很高级的享受，病了以后吃的病号饭，就是倒点儿油，炝点儿葱花，煮碗挂面，里面还卧一个鸡蛋，这就是很高级的营养餐。在粮食、肉类匮乏的年代，鸡蛋真是我们美好的记忆。

煮鸡蛋一般建议冷水下锅，因为水煮开了直接把鸡蛋放进去，鸡蛋容易炸。水煮开以后关中小火，让它持续沸腾。基本上煮 8~15 分钟，因天气、鸡蛋品种、锅的大小而异，这需要自己去试。

路上充饥，可以吃煮鸡蛋。我记得以前要出远门时，家里都会备点儿干粮，其中就有煮鸡蛋。我那时到北京上学要坐八个小时火车，火车上买东西比较贵，家里会给我带几个煮鸡蛋。

相比蒸蛋，煮鸡蛋有点儿不好消化，有些消化功能差的人会觉得吃蛋黄噎得慌。吃煮鸡蛋可以蘸点儿黑胡椒、盐、辣椒，味道更佳。

10 煮鸡蛋不能多吃

我治疗过很多病人，其病因就是煮鸡蛋吃多了。我跟梁冬对话《黄帝内经》的时候，说过“四大不能吃”，第一是绿茶，第二是牛奶，第三是水果，第四是冷饮。根据我的行医经验，我又提出了“五大不能吃”——加了煮鸡蛋，尤其是煮得特别老的鸡蛋。

2008 年春天，我回大同参加我的中学班主任冯更生老师的葬礼。我们先在医院举行了简单的告别仪式，然后护送老师的灵柩到了火葬场。

这时我的一个中学同学突然来找我看病，他说：“我的外甥女住院了。”我说：“咋了？”他说：“就是不睡，几天几夜不睡觉，眼睛红得跟兔子似的，医院都要给打冬眠灵了。”我说：“行，咱们去看看。”

我们到了儿童医院的病房，看到一个八九岁的小女孩儿，两只眼睛红红的。我给孩子号脉，脉特别滑，“滑脉为阳元气衰，痰生百病食生灾”，就是吃多了。只号脉不够，还得做腹诊，我让孩子躺在病床上，摸孩子肚子。我发现她的肚子硬得跟铁板似的。按完了以后，孩子嘴里喷出来的味道都呛人，就是臭鸡蛋的味道。

检查完我问：“孩子多少天不睡觉了？多少天不大便了？”家人说从爷爷家回来就不睡了。我说：“孩子吃多了，而且是吃鸡蛋吃撑了。如果打冬眠灵强行让她昏睡过去，就把孩子害了。”我的同学问我：“你咋知道她是吃鸡蛋吃多了？”我说：“你过来闻闻。”

中医看病讲望闻问切。望，孩子的眼睛红红的，跟兔子眼睛似的，多少天不睡觉、不闭眼了；闻，一个是听她说话，再一个就是闻她的气味；问，询问孩子和家人，了解病情；切，就是摸，切脉是切，摸肚子也是切，都要摸。所以，四诊合参很简单。

我说："孩子鸡蛋吃多了，如果上面不吐出来，下面不拉出去，她不可能睡觉。"孩子的家人过来说："对对对，她到爷爷家，爷爷给她煮鸡蛋吃，她一次吃了四五个，我们拦都拦不住。"

我让同学去找针。我点穴其实比扎针疼，很多人受不了我点穴，都说我是魔爪。所以一看孩子也受不了那么疼，我就在现场给孩子扎针。扎针的过程中孩子打了一个嗝儿，肠胃就开始蠕动了。

我同时开了个小方子。"鸡病"还得用"鸡"治，当时用了鸡内金、炒三仙，就是很简单的几味药。我说："你赶紧抓药，煮给孩子吃。"扎完针，留针时间也不长，孩子就要大便。我起针她去大便，我就走了。

大概第二天早晨，我的同学给我发短信："哎呀，神医啊，神医！孩子扎完针就拉了屎，当天晚上就睡着了，我们现在就办出院。"

吃煮鸡蛋不消化的大有人在，这么给孩子吃煮鸡蛋简直就是害孩子。另外一个促使我说煮鸡蛋不能多吃的原因是，我在临床观察，很多人得糖尿病的主要原因也是吃煮鸡蛋。怎么发现的呢？一些被诊断为糖尿病的人，有的开始吃降糖药，有的还抱着侥幸心理靠饮食控制，但也控制不好，就找中医调。

在调治的过程中时好时坏，但我的治疗思路是很明确的，要把胃内凝结的瘀血块或痰块化开，提高运化功能。但有时刚给他化完不久又堵上了，我就探究病人到底吃了什么。

结果在流行病学调查过程中，我发现这些人几十年如一日，每天早晨要吃一到两个煮鸡蛋，已经把贫穷时期形成的饮食习惯保留到现在富裕、富足的生活中。

发现这个问题以后，我说："你马上把每天早晨吃的煮鸡蛋停了。"厚朴的早餐没出现过煮鸡蛋，我们即便做鸡蛋，也是用葱、韭菜炒好给大家吃，这么做就能平衡鸡蛋的寒性。

我再强调一下，如果你有痰湿或营养过剩，还天天吃煮鸡蛋，那就是跟自己过不去。

11 吃温泉蛋不好

前面说了"五大不能吃"里就有煮鸡蛋，尤其是煮得很老的鸡蛋。保持过去贫穷年代的习惯，到现在还坚持每天吃一到两个鸡蛋，尤其是在早晨吃鸡蛋的人，身体多少要出问题。一个原因是消化不良会造成食积和痰积，身体会变胖，或者身上会长脂肪瘤；另一个是食积、痰积时间久了会形成瘀血，造成肠胃蠕动缓慢，肚子变得很坚硬。

说起煮鸡蛋这事，我想起到日本箱根参观火山、芦之湖、温泉，到大涌谷、小涌谷的时候，冒着火山烟的地方一般都有温泉蛋卖。温泉蛋很有噱头，就是在一个铁笼子里放上鸡蛋，然后浸到温泉里。5~10 分钟之后，把笼子提起来，鸡蛋的皮就变成黑的了，不知道里面发生了什么化学反应。商家在那儿现做现卖，基本到那儿的人都会买温泉蛋吃。

商家还宣传他们对火候掌握得非常好，剥开黑皮，里面的鸡蛋白、金黄色的溏心很好吃。但我看很多人在吃温泉蛋的时候噎住了，这还算好的，起码知道难受。还有人吃了以后没有感觉，鸡蛋不消化，这一路上再往其他景点走，就开始闹病。

我个人认为，吃煮鸡蛋是影响现代人身心健康的一个重要因素。

12 好吃的吃法五：卤鸡蛋

想让鸡蛋好消化又不寒凉，就要想办法。我说了炒鸡蛋时可以放点儿葱、韭菜，平衡它的寒性。中国人还发明了一个很好的方法——卤鸡蛋。

卤鸡蛋的原理跟卤肉是一样的。卤就是加入辛温、辛热、芳香的中药材，跟鸡蛋一起煮。煮出来的鸡蛋带着香料的味道。这样鸡蛋更好吃了，也更好消化了。最早卤鸡蛋并不是出于这个目的，而是煮了很多鸡蛋不好保存，为了方便路上携带，就做成了卤鸡蛋。

首先，鸡蛋应该先用水煮熟，不是拿中药煮熟，等鸡蛋成形以后，再拿出来跟中药一起煮，而且煮的时候一定要剥壳。卤鸡蛋跟茶鸡蛋的最大区别就是剥了壳煮，剥完壳后最好再在鸡蛋上划几刀，容易入味，使鸡蛋均匀受到中药的滋润。

卤料怎么准备？肯定要有桂皮，就是我们说的肉桂；还要有大茴香，八角、姜。有的人还喜欢放点儿肉豆蔻、草豆蔻、砂仁，然后再放点儿冰糖。给鸡蛋上颜色主要是用酱油，再放点儿老抽、生抽。同时还要加点儿米酒，记住不是料酒。

先把鸡蛋煮好（煮8分钟），然后放到凉水里过一下，壳就很容易剥。剥完壳以后，把卤料、米酒、冰糖、酱油和鸡蛋全放进去，加冷水没过鸡蛋，用小火开始炖。因为加了酱油，就不用再放盐。最好盖上盖子，不要让药气流失、发散。

卤约15分钟以后就可以开盖了，这时可以用小火收汁，让卤料的汤汁进到鸡蛋里。到最后汤汁差不多干了，就做好了。这时再拿鸡蛋吃，没有腥味，完全是一种香味。可以单吃鸡蛋，也可以用鸡蛋下酒，拌着米饭、面条，夹着馒头、饼吃都可以。

煮鸡蛋即便放在冰箱里，两三天就开始有异味了。而卤鸡蛋耐放且用剩下的卤汁继续泡着，鸡蛋不会干瘪，也更入味，等下次再热一下，吃的时候味道更好。但也不能多吃，以免营养过剩、消化不良。

13 好吃的吃法六：茶鸡蛋

我记得当年梁冬问过我：“你说茶是寒性的，鸡蛋也是寒性的，茶鸡蛋为什么这么风靡？”其实茶鸡蛋里不仅有辛温、辛热的香料，茶叶还起反佐作用。

以前古人是时常吃不饱的，逢年过节才吃顿好的，所以鸡蛋煮的时间很长，最后蛋白都有点儿发硬，比胶皮还硬。其实，这么煮的鸡蛋可以作为路途上的干粮，耐饥，人们吃完以后肚子不空，能多走几里路，多干点儿活。这就是我们在贫穷年代的思维方式，和现代的思维方式是完全不一样的。

茶鸡蛋加了茶叶以后，一个作用是反佐，另一个作用是茶叶使蛋白质凝固得更结实，也就是说，茶叶会让鸡蛋更不好消化。为什么不好消化，还有那么多人喜欢？因为身体好的人觉得有嚼头、筋道。但身体弱的人吃一个茶鸡蛋估计就会被噎着。

茶鸡蛋的制作方法跟卤鸡蛋类似。先把鸡蛋煮熟，然后把鸡蛋壳敲碎，但是不剥壳，再把前面说的那些卤料放进去一起煮。茶鸡蛋区别于卤鸡蛋之处，一是要放茶叶进去，二是要放点儿盐，所以茶鸡蛋的口味比卤鸡蛋咸一些，更耐保存。

茶鸡蛋最后收汁的这道工序被省略了，一般都是煮 10~15 分钟以后就关火，把鸡蛋跟卤料汁一起放一晚上，第二天再吃，让它更好地入味。

所以，茶鸡蛋也好，卤鸡蛋也罢，都是中国人在吃鸡蛋的过程中找到的两全其美的方法，既能保证鸡蛋的营养被我们吸收、利用，又不让它伤害我们的身体。

14 好吃的吃法七：毛鸡蛋

下面介绍一种重口味吃法——毛鸡蛋。

鸡蛋有受精卵和非受精卵之分，很难从其表面、色泽、气味上看出来。一般我们区别的方法就是拿光照，在光照下，能看到受精卵里有一个比较重的阴影，有一个斑点，这就是将来先形成心脏（臟）的地方。所以有些人吃素，也吃鸡蛋，但会比较矫情地说："我要吃没受精的鸡蛋。"

一般母鸡抱窝的时候，体温都会升到四十多摄氏度，跟发烧一样孵化小鸡。小鸡不仅需要在比较高的温度下孵化，而且需要二十一天。

毛鸡蛋就是经过孵化的鸡蛋，里面已有小鸡成形，但小鸡没有破壳而出，直接死在了蛋壳里。有可能是人为地把小鸡弄死了，也有可能是小鸡自个儿就没活，死在蛋壳里。

很多人说毛鸡蛋的营养价值高。其实中医的观点很简单，第一，它是生命；第二，它是禽类。我说过禽类都是火性，个头越小，阳气越足。所以，毛鸡蛋壮心阳、补心火的作用强于长大的鸡。

一般来讲，我们用毛鸡蛋做催欲剂。如果一个人活得没有意思，食欲、性欲都寡淡，可以吃点儿毛鸡蛋滋补一下，恢复活力。中国人说的壮阳，概念很模糊，好像吃鹿鞭、驴鞭就能壮阳。其实，壮的是阳，补的是心气，让人觉得做这件事有意思，对这件事有兴趣。

很多人说物欲横流多么不好，但整个人类社会的进步都是靠欲望推动的。上天有好生之德，如果连食欲、性欲都没了，不知道活着有什么意义。“各从其欲，皆得所愿。”对于我们不爱吃的、反对吃的、看着吃了恶心的，不要说人家吃这个东西不好，只是因为你没虚到那个份儿上。等你虚到那个份儿上，闻到的就不是腥味，而是香味了。

15 好吃的吃法八：用热汤冲的鸡蛋花

我再推荐一种鸡蛋吃法，可以体现鸡蛋的药用价值。

我妈的老师马衡枢先生，在三十岁左右得过一场大病，被天津名医张锡纯治好了，后来他就跟了张锡纯学医。他一辈子特别注重饮食，根据自己的身体做食补或药补。

他的徒弟许子清老师跟我说，马衡枢先生有一个习惯：每天早晨起来把白酒烫热，拿火柴在上面点一下，就出现了火焰，然后用烫热的白酒冲一碗鸡蛋喝。马先生称之为白云明月。

马先生的儿女们、徒弟们都问起这个食方，马先生说这个东西只适合他的体质。

全国很多地方的人早晨起来都会冲一碗蛋汤，不管是粥也好，玉米渣也好，还是羊汤，或者有的地方甚至是鱼汤，在碗里打一个鸡蛋，搅散，直接把热汤冲进去。这种吃法我是非常赞同的。

也就是说，第一，鸡蛋不能生食；第二，不能煮得太老。所以，用热汤冲的鸡蛋花，营养价值是非常高的。

另外鸡蛋有很多药用价值，因为鸡属于凤凰，百鸟朝凤，凤凰衣（小鸡破壳而出，鸡蛋里留下的一层膜）是一味中药。如果平时没有小鸡孵出来怎么办？打完鸡蛋以后，把鸡蛋晾着，留下的蛋清凝固以后形成一个小薄膜，这也是凤凰衣。凤凰衣可以治疗黏膜的溃疡或糜烂，把它烧成灰涂抹即可；还可以治疗久咳。

鸡的药用价值还有一个重要部分就是鸡内金，其用于治疗消化不良、小儿疳积，而且能化各种结石。

还有用鸡蛋黄炒油，可以治疗烫伤。

16 童子尿煮鸡蛋，壮阳、活血化瘀

还有个重口味的吃法，用童子尿煮鸡蛋。据说吃这种鸡蛋能壮阳，避免夏天中暑。传闻在广东揭阳附近，开春以后就有人拎着塑料桶放到小学一到三年级的教室外面，男孩子往桶里撒尿。然后收集这些童子尿煮鸡蛋，还不能煮破，煮破了尿就进去了；不放盐，因为这么煮出来的鸡蛋很咸。

大家对童子尿煮鸡蛋没必要惊讶，童子尿历来被当作中药使用，尤其是男孩子的小便。它有什么作用呢？活血化瘀。现代医学发现童子尿含有尿激酶，尿激酶本身就有活血化瘀的作用。

17 鸡子黄、黄连、芍药、阿胶治失眠

鸡蛋黄，中医又名鸡子黄，能治疗失眠。中医讲身心不二，也就是说你的心情、情绪、感受，其实背后都有物质或能量作为基础。当一个人表现出心神散乱、失眠，一看他的舌头沟壑纵横，全是裂纹，这就是心的阴血受伤了。跟这种病人讲道理，疏导他，让他想开点儿、高兴点儿，都是

徒劳，一定要从生理上解决他的问题。这时可以用一些滋补心的药，如黄连、芍药，煮完了以后就把阿胶和鸡子黄放进去，“搅令相得”，睡前喝一些。随着病人舌头上裂纹的愈合，他的心情逐渐平复，伤心也会过去。其前提是心里没有瘀血和郁结，如果有还不能直接这样，得先活血化瘀，破除瘀血，才能做这种补益。我经常说先把锅刷干净，再往锅里放东西；先把锅补住，再往里面放东西。这都是治疗的一个过程。

18 滚鸡蛋疗法

最后给大家推荐滚鸡蛋疗法。这是现代科学没法解释的一个方法，但它确实有效。不管身体出现了什么问题，身上哪儿疼、痒或其他不舒服，这时如果没有其他办法，可以煮个鸡蛋，记住煮熟了以后趁热，哪儿不舒服就拿这个鸡蛋在哪儿滚，不要把鸡蛋壳弄破。

滚完以后，就会感觉症状有所缓解。这时打开鸡蛋就会发现，鸡蛋黄的表皮上有各种棘突状凸起。古人把这个方法叫收阴，就是把一些不好的邪气收到鸡蛋里。

19 鸭蛋做的松花蛋，补肾效果好

下面说一下鸭蛋。鸭蛋、鹅蛋、鸵鸟蛋都是蛋，但水禽的蛋阴寒之气会更重一些，在烹饪的时候除了用热性食材以外，还需要加一些胡椒粉，甚至要加一些料酒、黄酒平衡它的寒性，不然腥味真的很难让人接受。你闻到它想吐，证明你接受不了它。

鸭蛋最常见的做法是咸鸭蛋，就是把生的鸭蛋用盐浸泡，腌制。腌制周期大概是 7~10 天，腌制好了以后把它煮熟。咸鸭蛋的蛋黄会出油，这就是腌制的效果。

鸭蛋还有一种做法就是松花蛋。以前是用生石灰、稻草壳和在一起，然后包在生鸭蛋上，放在罐子里，生石灰遇到水会发热，发热以后就把鸭蛋烧熟了。另外生石灰营造干的环境，会让鸭蛋里的蛋白质发生变性，所以鸭蛋白就变成了琥珀色，里面还有松花；金黄色的鸭蛋黄变成灰黑色，还留着稀汤。松花蛋不需要煮，也不需要蒸，因为石膏已经把它弄熟了。

松花蛋在我的记忆中是一种特别香的美食。大人做饭的时候我总偷吃。剥开松花蛋壳，咬一根线，把它划成四瓣或六瓣，然后撒点儿醋、酱油、姜末吃，真的很香。

我的外国学生说："中国有一种几百年、几千年前出土的鸭蛋，我能不能吃到？"我一听就知道他说的是松花蛋，和奶酪、臭豆腐的感觉有点儿类似。它补肾的效果会更好，但不会补心了。

天生万物皆供人取用。天生万物各有特点，我们要善于利用食材的特点平衡我们身上的缺点。五味调和，阴阳平衡，人的身心才会达到一种健康的状态。

第6章

滋补心气的海鲜

有的海鲜生吃就很鲜美，我们一般把这种海鲜归入补心的食物或药物；有的海鲜吃到嘴里啥味都没有，味同嚼蜡，其阴寒程度比较高，偏于补肾，这种海鲜必须加工，要加一些辛温、辛热的食材，还要借助鸡汤、猪肉汤等煨制，让它入味，这么做才好吃。

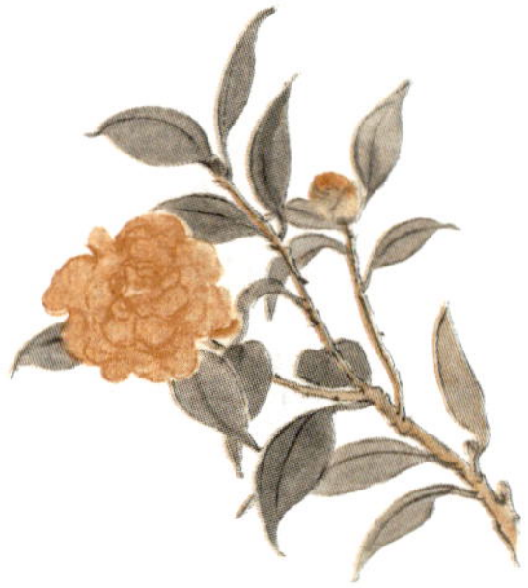

1 海鲜，这种欲望是一种本能

说起海鲜，我们都觉得现代人向往大海，想吃海鲜，这种欲望其实是一种本能。《黄帝内经·素问·异法方宜论》中“方”是指东、南、西、北、中五方，讲的是一方水土养一方人，有一种偏性。其中讲东方是“鱼盐之地”，人们吃海产品比较多，但容易出现一种问题——身上会长很多疮疡。老百姓也说：“鱼生火，肉生痰。”当地人就用砭石刮痧的方法化解这种偏性。海鲜摄入不足或过多，都会导致身体出现问题。

先说一下，海产品和海鲜是两码事。我们说的海鲜是现捕现捞，活着或刚死，带有一种鲜美的味道；如果放的时间长，经过冷冻或风干，鲜味就会丧失很多。

现代科学解释这种鲜是蛋白质分解成氨基酸，产生了一种鲜味，我们称之为新鲜。

既然有新鲜就有老鲜，比如火腿、腊肉经过微生物发酵以后，本身也有一种鲜味，这种鲜味就叫老鲜。我们吃海鲜就图它新鲜，中医认为这种新鲜是带有生命气息的一种气，海鲜离水死了或被冻了很久以后，这种生命的气就散掉了。

我以前也说过，刚摘下来的蔬菜，比如土豆、豆角、茄子炖一锅，本身就有鲜味，这也是一种新鲜。我小时候吃过海带，但海带不是海鲜，只能叫海产品。我印象中第一次吃海鲜是七八岁的时候，天津有一批虾出口转内销，我爸排队买了点儿回来，剥壳给我们炒了虾仁。我当时吃第一口就有一种直冲头脑的感觉，一种通感，吃美了的感觉。

小时候吃的海产品还有虾皮，高级点儿的就是虾仁，最常吃的是冻带鱼，新鲜带鱼不是活的，因为带鱼一出水就会死。刚出水的带鱼身上闪着蓝色荧光，非常漂亮。我在福建第一次吃蒸的带鱼，就觉得很奇怪，这不都得红烧吗？其实，红烧的原因就是带鱼冻的时间太长了，必须用红烧掩盖仓储冷冻的味道，真正新鲜的带鱼根本不用红烧，清蒸就很好吃。

我记得第一次真正意义上吃现捕现捞的海鲜大概是在 1988 年大学暑假，学校组织学生干部去社会考察。我们到了山东，第一站是威海，我去打前阵，安顿好了以后，我就跑到海边买了半斤虾，拎着一瓶啤酒，坐在海边边看夕阳边吃。当天晚上我就拉肚子了，为什么？其实是内陆人的胃肠道没有匹配消化它的酶，没有合适的肠道菌群。另外摄入这种高浓度蛋白以后，身体虚不受补，全拉出去了。

后来我们到了龙口，海边停了一只打渔船。我们考察队的几个女生上去参观，还拿了人家刚捕获的几条鱼，然后在附近找了家餐馆，付点儿钱让人家做。那种鲜美的感觉我到现在都忘不了。

到沿海城市出差多了，吃海鲜也多了以后，结合中医理论和营养学教材，我对海鲜有了进一步的认识。

2 海鲜能够补心、补肾

陆地上的动物，一般分成食草动物和食肉动物，另外还把一些动物分成有犄角的和没犄角的。中国人把海产品分得很细，其中一种是带壳的，比如贝类，我们把它叫介。还有一种就是身上有铠甲的，比如虾这种节肢动物，得把它的壳剥了吃，它的壳没有贝壳那么坚硬。螃蟹也是披鳞挂甲。另外，我们把鱼类分为无鳞的鱼和带鳞的鱼。

以前我讲过天上飞的动物偏热，地上走的动物偏中，海里游的动物偏寒。偏寒是它的特点，不是缺点，如果你能很好地消化、吸收、利用它，这种寒就变成了一种滋阴的能量或物质。

如果你消化不了海产品，它就是阴寒的，变成凝滞的痰湿；如果你能消化它，它就像湿木头被烤干，再着起来，就是壮阳生火的。

有的海鲜生吃就很鲜美，我们一般把这种海鲜归入补心的食物或药物；有的海鲜吃到嘴里啥味都没有，味同嚼蜡，其阴寒程度比较高，偏于补肾，这种海鲜必须加工，要加一些辛温、辛热的食材，还要借助鸡汤、猪肉汤等煨制，让它入味，这么做才好吃。

以前因为交通运输不便，加上保存不便，所以身在内陆的人觉得海鲜很珍贵。现在随着物流的发展和养殖技术的提高，大家吃到海鲜的机会和数量就多了。但进食太多或进食过频也容易生病。

其实，河里有河鲜，江里有江鲜，湖里也有湖鲜，它们和海鲜就是淡水生物跟咸水生物的区别。中医一般认为淡水养殖的生物偏于补脾，容易生湿；而海产品有两个作用，一个是补心，一个是补肾。

还有一种海产品大部分时间生活在海里，但它要洄游，定期回到河里产卵。比如大马哈鱼、鲑鱼、鲈鱼，它们的营养价值就是水陆兼备。这类海产品容易捕获，我们容易吃到，而且吃的频次比较高，历史记载也比较多，所以我们对这种食材比较熟悉。

远洋捕捞发达以后，我们甚至能吃到北极、南极出产的海产品。这在历史文献上出现得比较少，值得我们亲身体验、加以研究。

还有一些深海鱼长得奇丑无比，形状各异，也能摆到我们的餐桌上。深海没有光，所以鱼就随意生长。其实，这种深海鱼的寒性更大，不容易消化、吸收。因此，建议大家尽量别追求食用这种新奇怪异的鱼类，还是吃大众熟悉的食物比较好。

3 可以治病的海鲜、海产品：鲍鱼汁、石决明、牡蛎、海蛤、贻贝（青口）、淡菜（贻贝晒成的干）……

中医用海鲜、海产品治病古已有之。我们也意识到海产品有它的特点，有它的偏性，如果运用好，就能平衡人的偏性。《黄帝内经》一共有十三个方子，其中一个方子就是用鲍鱼汁来滋补人的阴液，治疗阴液匮乏。

还有一味中药叫石决明（鲍鱼的壳，壳上有窟窿，壳的内部五颜六色的，晶莹的反光色特别漂亮），我们用它来平肝熄风。还有一些海产品，中医用作壮阳药，比如海马、海狗肾。

下面介绍几种介类的药，能滋补心阴、心血、心气、心阳。

我们把贝壳类生物称为介。先说一下“介”字，介是甲骨文里的一个象形文字，描画的是一个人披着两片铠甲，一前一后有点儿像现在穿的防弹衣。有个词叫耿介，意思是你穿着盔甲的时候没法给人跪下行礼，就在那儿直直地戳着，形容人刚直不阿的样子。

植物会把自己最宝贵的东西用硬壳包裹起来，比如松子、榛子、核桃都有壳，它不让人吃。由此推断，海洋生物里像贻贝这样带壳的营养价值更高。

贝壳类的生物生命力极强，贴在那儿就能生根发芽，繁殖力也惊人。我见到很多地方都附着这种贝壳类生物，还得专门去清理。

先说一下牡蛎，有的地方把牡蛎叫海蛎子。现在近海养殖业非常发达，原来很难吃到的牡蛎变得很平常了。

近海养殖是缓解海洋过度捕捞的有效方法，我去参观过近海养殖场，大铁笼子里装上小铁笼子，然后把育好的指甲盖大小的牡蛎放进去。海水的流动保持了水的新鲜，但凡有点儿污染，就会造成敏感的牡蛎大面积死亡。牡蛎是吃海藻的，可见它是草食动物，但牡蛎肉非常鲜美。

中医还用生牡蛎壳治病。牡蛎壳的味道是咸的，有重镇安神的作用。因此用龙骨牡蛎治疗一些精神类疾病。在海边，可以见到很多渔村用牡蛎壳垒墙。

海蛤也是中药之一。中医有方子叫海蛤散或黛蛤散，是治疗咳嗽的。它用的不是海蛤的肉，而是表面的壳。海蛤散加上中药青黛，就叫黛蛤散。

贻贝，有的地方叫海虹，有的地方叫青口。贻贝属于贝壳类生物，新鲜的贻贝蒸了就好吃，掰开跟蛤蜊一样，不滋腻不上火。

再来说一下淡菜。当一个人的体液消耗比较大，用一般滋补药没有效果时，中医会加一味海产品，叫淡菜。淡菜就是贻贝晒成的干，起滋补阴液的作用。

如果从滋补效果来讲，我觉得牡蛎是最好的。牡蛎在古代没法保鲜，有的就做成牡蛎干。但牡蛎干入药，它的作用又有点儿太猛，尤其是后期虚损的人，元气、元精都亏虚了，虚不受补，要补的话还得悠着点儿，这时就可以选择淡菜。淡菜的营养价值那么高，却起名叫“淡菜”，这就是我们中国人的智慧。

我最早是从马衡枢先生那里知道了淡菜的滋补作用，他作为山西大同人，怎么会熟悉海产品？原来，他是在天津跟名医张锡纯先生学的。张锡纯先生是天津人，天津人太讲究吃了，“借钱买海货，不算不会过”，一到吃海鲜的季节，当了裤子都要去买海鲜吃。所以论食疗，马先生是跟张锡纯先生学的。

唐宋时期的中药文献中就有了淡菜的记载。唐代地域广阔，通达四海；而北宋灭亡后，南宋定都临安，就靠海了。因此关于海产品的入药记载就多了，唐代还出了一本《海药本草》，以前的本草都是中原内地的。

把淡菜发扬光大的是清朝名医叶天士，他的《临证指南医案》中经常会用到淡菜。比如现在的帕金森病、中风等病，就用淡菜配熟地、阿胶、白芍、山萸肉、茯苓，滋养肝肾，熄风止痉。其中，山萸肉、茯苓、熟地是六味地黄丸或八味肾气丸的主要成分。

淡菜还可以治疗眩晕。脑髓空了以后，耳为之苦鸣，目为之苦眩，就是眼前发黑，天旋地转。叶天士用淡菜配龟板胶、阿胶、熟地，有时用到石斛，治疗虚劳、虚损。虚损的人一般容易出神，需要用一些重镇安神的药。治病求本，要把它的下源填满，就用血肉有情之品，充养身体中有形有质的东西。

我个人理解，淡菜比起其他血肉有情之品，相对容易被人体吸收和利用，而且不会出现上火的副作用。后来吴鞠通继承了叶天士的思想，在《温病条辨》里创制了一个方子，叫小定风珠，可以让人不抽搐，里面用到了鸡子黄、阿胶、龟板、淡菜、童便。童便（男孩子的小便）也起滋阴潜阳补肾的作用。特别是温病后期阴液亏损到了极致，吃啥吐啥，手脚冰凉，可以用小定风珠治疗。如果这时给病人喝小米粥，其实补不进去了，小米粥只能起到补脾的作用，真正补肝肾还得用血肉有情之品。

我生嚼过淡菜干（煮熟以后做成的干，不是直接把淡菜当成干），也挺好吃。

我们取类比象来认识贝壳类生物，它有一个坚硬的外壳包裹内脏（臓），如同人的心包护住自己的心神一样，所以心气虚、心血不足的人可以适当多吃一些贝壳类的食物。

4 "葱辣鼻子蒜辣心，芥末辣得鬼抽筋"——吃生鱼片时，有四样不能缺

这一章主要讲生吃的海鲜。

首先我反对生吃任何东西，但生吃作为一种传统饮食方式，还是有必要介绍一下，我们要先知道它的特点，然后扬长避短。

提到生吃海鲜，我头脑里冒出的第一个概念就是生鱼片。一说吃生鱼片，大家就感觉是日本人的饮食习惯、饮食方法，其实不是。中国有一个字——"脍"，孔子说过"食不厌精，脍不厌细"，意思是吃生鱼片的时候切得越薄、越细，越好吃、越好消化。所以，脍和炙是相对的，脍是生肉，炙是烤肉。在南方一些客家地区或潮汕地区，还有吃生鱼脍的习俗，后来他们由吃生鱼片发展出吃生腌。

我最早知道生鱼片是 20 世纪 80 年代的时候，那时我还在上大学，当时有一件大事——中日围棋擂台赛。有位棋圣叫聂卫平，才华横溢，他最后一个人挑翻日本所有超一流选手。日本人招待人比较高级的方式就是请吃生鱼片，他们请聂卫平吃生鱼片。我那时不知道生鱼片是什么东西，就觉得很向往。

后来我到日本吃到了生鱼片，才知道切得不但不薄，反而很厚，我就考证了一下生鱼片的来历，才知道这是中国传过去的。我们以前吃生鱼片吃的是河鱼，就是河里出产的淡水鱼。在商周就有"炰鳖脍鲤"，描绘的是锅里炖着王八，边上有一个人切生鱼片。辛弃疾有句词，"休说鲈鱼堪脍，尽西风，季鹰归未？"讲的是到了秋天鲈鱼洄游的时候，人们都去捕鲈鱼，然后把它做成生鱼片，蘸着酱料吃。有人为了吃这一口，连官都不做，跑回家了。

我研究《后汉书》里华佗的医案时发现，贪吃生鱼片造成了很多病：

一个是食积，吃的东西不消化，堵在身体里，变成痰浊和瘀血；另一个就是寄生虫问题，因为生吃，活的寄生虫就入侵了人体。因此，我反对生吃这些水产品。

海洋相对干净一些，因为海水是咸的，盐本身是很好的消毒溶剂，所以如果吃生鱼片吃的是海鱼，相对好一些。另外，吃生鱼片一定要吃新鲜的，只要是冷冻过的，解冻后味道就差很多。

大家有没有考虑过这个问题？在海里逮一条鱼，不管生吃还是做熟了吃，它都是甜的；如果把鱼抹上盐或放到盐水里腌，再吃它就成咸的了。海水是咸的，鱼在里面游，它的身体怎么不变成咸的？其实这说明了一个问题，如果你把任何东西想象成无生命的，可以用一些化学、物理的定律解释，浓度大的一侧向浓度小的一侧扩散，可一旦有了生命，这个定律就不成立。

很多人不理解为什么要吃生鱼片，主要原因是它新鲜，不忍心用热汤、热水、热火、热油破坏它的鲜味，所以选择生吃，这是背后的逻辑。如果鱼已经死了很久，冷冻了很久，不新鲜了，就没必要生吃，与其吃生的，还不如啃口冰棍。

在很多内陆城市，人们为了显示招待客人的诚意，就给客人上海鲜，要是空运过来的还行，如果是冰库的，真不是那个味儿。

日本东京有一家大的水产批发市场叫筑地，我去参观过，都是当晚捕捞海产品，凌晨交易拍卖，餐馆老板四五点钟就把这些东西运回自己的餐馆，然后做午饭或晚饭，做的生鱼片保质期为一天。日本餐馆有个特点，就是不许打包生鱼片，倒不是不怕浪费，而是担心客人打包回去吃得上吐下泻，来找餐馆问责，因为生鱼片要吃新鲜的。

第一种生鱼片就是大家耳熟能详的三文鱼，它生活在大海，但要洄游去河里产卵。我看过洄游，逆流而上，跳着台阶蹦着往上走，不知道老天爷为何设计这道程序，让它们如此赴汤蹈火，因为产完卵以后基本上它就死了，留下尸体变成食物去滋养自己的孩子，很壮烈。“江上往来人，但爱鲈鱼美。君看一叶舟，出没风波里。”鲈鱼好吃，也是因为它要洄游到河里产卵。

三文鱼好吃，而且它的价格适中。三文鱼有个特点，就是带有一些脂肪，而鱼的身上很少有脂肪，所以三文鱼吃起来不像其他鱼那么柴，是很好的生食食材。

高级点儿的生鱼片就是金枪鱼。金枪鱼在日本近海产量不大，得去远洋捕捞，所以金枪鱼需要冷冻和保鲜，比起当时就能吃到的鲜鱼味道差了一点，但金枪鱼的地位在那儿摆着呢。金枪鱼各个部位的味道不一样，最好吃的就是里面的白脂肪有一点若隐若现的红色部位。

只要是海鱼，日本人现捞上来基本都能把它做成生鱼片。还有一种鱼叫鲷鱼，个头不大，但肉质很嫩、很鲜美。

鱼的种类我就不多说了，接下来重点说一下怎么吃鱼。生吃鱼多了肯定会难受的，第一是消化不了，第二会引起过敏或吐泻反应。我吃生鱼片基本上吃三片嘴里就没什么味道了，也就是说身体告诉我：你只能消化这三片。尽管它没过油、没加热、没熟，但我吃三片觉得香，这证明我的元气能消化三片，再多吃就不行了。所以，古代中国人吃生鱼片一定要用佐料，反佐它的阴寒。

我们用的第一个佐料是芥末。在日本吃生鱼片，肯定会给你一管牙膏一样的芥末，让你挤几段。最正宗的吃法是现磨芥末，我们称为绿芥末，在日本它的学名叫山葵，长得有点儿像辣根，也有点儿像咱们吃的莴笋，但比莴笋要细一点。

山葵对生长条件的要求比较高，在日本出产山葵最多的地方就是静冈，离我住的地方仅一河之隔。山葵长成了以后把它拔出来，它有一截绿色的根，拿擦子在上面研磨，擦的过程中芥末的辛辣味也出来了，这是最正宗的吃法。

如果日料店给你挤牙膏管的芥末，那是低档的；如果是厨师现磨的山葵，那就是稍微高档点儿的。

山葵、芥末有什么作用？虽然不是一个品种，但都是芥末，作用是一样的。我们中国人吃的不是山葵，而是黄芥末。北京餐馆有一道菜叫芥末墩，一般是在白菜上浇点儿黄芥末，辣味直冲鼻子。

“葱辣鼻子蒜辣心，芥末辣得鬼抽筋”，芥末直接振奋人的三焦，通督脉，能让人流眼泪，有的人还会打喷嚏，所以吃到肚子里对消化道产生一种刺激，能促进消化液的分泌，提高胃肠的温度，这样吃进去的生鱼片，能有一个相对良好的环境去消化它，不然就真的变成吃毒药了。

如果大家仔细观察，会发现一般生鱼片的下面铺有绿色的叶子，这个叶子是味中药，叫紫苏叶。紫苏叶为什么不是紫色的？紫苏叶有两种，一种是叶子全绿的白苏，一种是叶子两面紫色或面青背紫的紫苏。紫苏的叶子非常香，有辛温芳香的作用，我们用它来解鱼蟹的毒。吃完鱼蟹以后，出现恶心、呕吐、肚子疼、发烧等中毒症状，这时熬一碗紫苏水喝下去，症状就缓解了。

在韩国、日本都保留着用紫苏反佐海鲜的传统习惯。我们中医也常用紫苏，一般用紫苏叶、紫苏梗。

铺在生鱼片下面的紫苏叶下面还有一圈一圈的白色细丝，那不是粉条，而是白萝卜丝。白萝卜也是中药，它有行气化痰、消食的作用。所以，白萝卜是药，紫苏叶是药，芥末也是药，这三味药合在一起吃，能平衡生鱼片的寒凉之气，这就是中国古代的吃法。

日料往往都配有一个红色的姜片，他们叫 Gari，其实就是用醋腌的姜。姜不用说了，能消食化积暖胃。如果吃生冷的东西消化不了，想吐，喝碗姜汤就好了。

吃生鱼片时，以上说的这四样不能缺。

5 三子养亲汤：白芥子、紫苏子、莱菔子，专治老年人痰喘、咳嗽

中国古代有个著名的方子叫三子养亲汤，专门治疗老年人的痰喘、咳嗽，是哪三子呢？第一个是白芥子，第二个是紫苏子，第三个是莱菔子。白芥子是芥菜的籽能治脂肪瘤、痰核，它专门化皮里膜外之痰，其实就是人的三焦功能弱了以后，清洁能力即化痰、化湿、化浊的能力都下降了，需要用白芥子振奋一下。紫苏子是一味非常好的化痰散结的药。莱菔子即萝卜籽，其也是一味非常好的消食化积、化痰的药。

6 生腌：第一，海产品要足够新鲜、干净；第二，海产品需要用高度白酒浸泡

下面说一下生腌。其实，生腌这个吃法是生食海鲜的一种遗风，在潮汕或其他沿海地区还能见到。我去上海、杭州都吃过醉虾，虾还在白酒里面活蹦乱跳的，捞起来就吃。这样的吃法，对海鲜有一定的要求：

第一，海产品要足够新鲜、干净，所以捞上来以后要清洗；第二，海产品需要用高度白酒浸泡，这个环节是必不可少的，其实相当于用酒精消毒。我们给病人扎针的时候，基本都用高度酒精棉球清洁皮肤，谈不上完全灭菌，至少有一定的效果。

生腌，至少先要用六七十度的白酒浸泡海产品，浸泡一定时间以后，加一些香料，比如姜、葱、蒜，特别是蒜，再加上盐和腌料把它放到密闭容器里腌制，腌制到一定时间以后就可以生吃了。

7 鱼子和鱼精都是很有营养价值的食品

最后说一下鱼子。大部分鱼是体外受精的，母鱼把卵子排到水里，公鱼把精子排到水里，然后它们在水里结合、发育成小鱼。鱼子和鱼精都是很有营养价值的食材。

我们平时也吃鱼子酱，说是酱，其实是拿盐腌过的鱼子，主要为了保存。以前鱼子酱特别贵，原因就是要“杀鸡取卵”，为了取鱼子就把整条鱼杀了。但中国人发明了一个很先进的技术，可以取卵而让鱼不死，第二年它还继续产卵，鱼子酱的价格就下来了。

高级鱼子酱是用鲟鱼、黄鱼、鲑鱼的卵做的。其实鱼子最好的吃法还是把它做熟了吃，没有危险，而且营养也不会流失太多，但吃鱼子酱也是个不错的选择。

我在日本常吃的是三文鱼（也就是鲑鱼）的鱼子酱。热气腾腾的米饭，舀一勺鱼子酱放上去，然后拌着吃，很好吃。有点儿咸，但没有鸡蛋的腥味。

到日本餐厅吃鱼子酱，会给你配点儿红酒和切碎的洋葱头反佐一下，拿勺舀着吃。服务员还教你怎么抹在手背上吃——抹在相当于我们中医阳溪穴的位置上吃。吃饭讲究仪式感、自豪感，有利于消化、吸收。

有关补益心气、心血的海产品就讲这么多，希望大家根据自己的体质、季节的变化，有针对性地选用一些海产品补益自己的身体，平衡自己的需求。

8 虾米皮：对人的生长发育有好处

下面我们来说一下虾。很多人问我：“虾到底补哪个脏（臟）器？”

带着咸味的虾，吃起来很鲜美的虾，补心。中等个头的虾剥开壳生吃，它的味道是甜的，补肾。还有特别紧实的、个儿大的对虾或龙虾，蛋白质含量太高了，吃到嘴里不会有什么鲜美的味道，就觉得吃了个心理安慰，吃了个排场，吃了个讲究，也归到补肾。也就是说，你化得了它，它能转化成你的肾精；化不了它，它就会阴寒凝滞，变成痰和瘀血。

先说最小的虾，学名叫中国毛虾，个头非常小。它也是洄游生物，每年清明前后，它就从海里跑到河边产卵。

毛虾也是其他动物的食物，海里的一些鱼、鳖会吃它。它处于食物链的底端。

我们都吃过的虾米皮，就是用毛虾做的。因为它产量大而且价格便宜，很多人就把它研磨成粉或用搅拌机打碎，装在罐里当盐使用，做菜、做汤时放一点儿来调味，这很有好处。

从中医角度看，我们吃的不是毛虾的肉，而是它的壳。我们吃一般的中等个头的虾、大虾，肯定要把壳剥去，但其实虾壳的营养价值和药用价值是非常高的。

吃虾米皮能补钙，对人的生长发育有好处。我们最早吃馄饨的时候，一边煮馄饨，一边做汤底，汤底里放点儿虾米皮、紫菜、酱油、香菜，往煮出来的馄饨里一浇，特别鲜美。

9 海米：比虾米皮高级一点儿

比虾米皮高级一点儿的就是海米。为什么叫海米？因为用来制作海米的虾个头比中国毛虾大很多，一般为海产的白虾、红虾、青虾，产量也很大，当地渔民直接在海边加工了。用盐水煮熟后晒干，晒干以后有一个脱壳的过程：将虾晒干后放在一个袋子里拍、打、揉、搓，趁着有风往上一扬，虾壳就纷纷脱落了，这跟农民在收麦子、谷子时扬场的过程基本一样。留下的虾肉就叫海米。

海米里白虾的品相是最好的，通身洁白，煮熟了以后微微泛红。海米本身是煮熟的，所以它可以直接食用，当零食嚼，味道特别鲜美，且有嚼头。如果拿来调味，营养价值也不低，就是得先泡软。

咸味补心，海米有非常好的补益精血的作用。

海米有南北之分，北方的渤海水温偏冷，海米偏小，而南方的海米偏大。但从味道来讲，山东和辽宁出产的海米质地紧密、坚实一些，有嚼头。做饭、做菜的时候，海米就更有用武之地了。比如我们可以用海米炒油菜，或者做个海米冬瓜汤，都很好吃。另外有的地方缺乏蛋白质，可以将海米放到粥里做海鲜粥，也能帮助奶水不足的产妇下奶。

10 活虾：用盐水煮就很香

比海米大一点儿的就是活虾，捞上来以后可以做刺身，也可以剁碎做虾馅、虾滑。

我在日本住汤河源，经常买新鲜的虾。买回来处理一下，主要是把它的须剪了，因为很扎手，然后把虾线挑了，用盐水煮熟。煮的时间也不用很长，5 分钟就出锅，把虾捞出来剥了壳吃很香，都不用蘸什么调料。吃起来有点儿像嗑瓜子，总是有没吃饱、停不下来的感觉。

对虾只能通过远洋捕捞获取，因此基本上对虾都是冷冻的。冷冻的时间长了，虾肉就变得绵了、软了，弹性、活性以及鲜美的味道都丧失了。所以这种对虾或大虾必须红烧、油焖，用油或火的热去它的寒性。

我们现在做虾一般都加点儿番茄。以前的虾是野生的，把虾头掰下来煎或炸一下，就能出虾油。虾油的颜色是红的，而且味道特别鲜美。现在的虾基本都是近海养殖的，精髓不足，所以无论怎么煸它、炒它，虾头也出不了虾油，于是为了颜色好看，就加了番茄。

11 龙虾：浅尝辄止，不能摄入过量

龙虾的好处是新鲜，有时在餐馆里能看到水产柜里活的龙虾，你要哪只，就给你捞哪只出来现做。

龙虾可以生吃，切成片做刺身，蘸着芥末吃，剩下犄角旮旯的虾肉，可以做成椒盐的，最后剩下的那点儿东西还能做一个汤，这就是龙虾“三吃”。

蛋白质没有不好，摄入过多也不好。我们中医认为，摄入过多蛋白质会伤你的阳气；西医认为会增加肾脏（臟）的负担，因为很多蛋白质代谢都是通过肾脏（臟）完成的，最后导致肾功能衰弱、衰竭，甚至尿毒症。很多人没事总吃蛋白粉，最后把自己吃坏了。

12 虾酱：经过发酵以后的蛋白质更容易消化、吸收

虾酱是我国沿海地区，特别是广东、香港、福建常用的调味料。我们后面讲柴米油盐酱醋茶的时候，还会讲到它。

做虾酱用的基本上是毛虾，毛虾捣碎了发酵就变成黏稠的糊状。虾酱的味道，尝起来很咸，闻起来很臭。有的地方把虾酱干燥成块出售，叫虾糕。

任何东西经过微生物发酵以后，蛋白质分解成了氨基酸，就变得容易消化、吸收。虾酱是把整个毛虾捣碎了发酵的，虾皮也在，所以里面含有钙质和其他矿物质。它尝到嘴里除了咸，还有一种独特的香味。

虾酱本身就是一道很好的下饭菜。做菜时，比如蒸鸡蛋放点儿虾酱，用虾酱炖豆腐，做鸡蛋虾酱饼……东北人吃豆酱，南方人吃虾酱。

除了虾酱，南方还有沙茶酱。把虾米和洋葱先用油炸，然后炒点儿花生，把蒜蓉、白糖、豆豉、五香粉等放进去一起炒，最后磨细，沙茶酱就做好了。

还有银虾酱，用白酒、虾糕等研磨晒干而成。

人们常说臭鱼烂虾，其实这种经过发酵以后的东西更有助于人体消化、吸收。

另外说一个吃虾的故事。当年在北京跟几个朋友一起吃饭，饭桌上有对虾。有一个青岛来的朋友，拿筷子夹着虾眼说："我们青岛人的规矩，吃虾必须吃虾的眼睛，有助于消化虾，不至于吃了过敏。"这是劳动人民祖祖辈辈积累的经验：但凡吃大一点儿的虾，一定要把两只黑溜溜的大眼睛抠下来吃！

13 海蟹：蟹黄可以滋补心阴

吃海蟹，一定要活的、新鲜的。我们吃公蟹，主要是吃里面白色的精子，也就是膏；吃母蟹，主要是吃蟹黄。

有个成语叫“病入膏肓”，膏肓的本义就是指脂肪，身体里白色的脂肪叫膏，黄色的脂肪叫肓。

螃蟹能滋阴补肾，相当于动物的骨髓，有很好的补益作用，不需要加任何调料，它本身味道就很鲜美，我个人认为，还是补心的作用更大一些。尤其蟹黄，可以说它比鸡蛋黄更能滋补心阴。

骨髓、脑髓都是最阴寒的东西，如果想化掉它，需要自身有很足的阳气。很多人吃螃蟹过敏，其中一个原因就是自身的胃肠道温度太低或阳气不足。

这里特别说一下螃蟹壳，不管是海螃蟹的壳还是河螃蟹的壳，都有化痰、软坚、散结的作用。千万别以为我们只用牡蛎壳或鲍鱼壳治病，其实螃蟹壳也是一种很好的食材、药材。可以收集一些，把它捣碎，研磨成细末，备用。

还可以喝海蟹汤，先将海蟹清洗干净，再在煮海蟹的汤里放点儿紫苏叶，喝了它，相当于补充了各种营养。

14 如果总把海马、海狗肾当饭吃，就会提前把自己透支、消耗

下面说两种劲爆的药，现在被人们当催欲剂用，一种是海马，一种是

海狗肾。

海马不是马。海马有个特点，就是体外受精。公海马有个兜，小海马从里面跑出来，大家就觉得好像是公海马下崽，其实不是。

海马壮阳是被炒作起来的。很多海产品因为稀缺，不易获得，就被冠上了“山珍海味”的名号。海马有一定的滋补作用，这种滋补作用跟前面说的贝壳类是一样的，能让人觉得生活很满足、很幸福、很甜美，有一种活下去的动力或欲望。其实，它就是补益了人的心气，振奋了人的心阳。

现代社会物欲横流，很多人都纵欲过度，导致身体虚损，就把海马当成了一个恢复兴趣、欲望的东西，但这是“饮鸩止渴”，很多人猝死就跟吃了这些催情动欲的药有关。这时应该去静养，“归根曰静，静曰复命”，而不是油灯不亮了，多加两根捻子，这样做最后只能油尽灯枯。

一些人没有心气、欲望，手脚冰凉、心率很慢，不想吃饭，也不想找对象，对什么事都没有兴趣。调理时，我们建议在五谷为养的基础上，适当用一些贝壳类，甚至海马等海产品，打成粉，装在胶囊里吃。

比海马更厉害的催欲药是海狗肾。

海狗肾是海狗或海豹的阴茎和睾丸，取下来晒干做药物或食品，蛋白质含量非常高。我们一般药用的时候，主要用它配一些补益心气、心血的中药，比如肉苁蓉和锁阳。用高度白酒或黄酒浸泡，黄酒用无灰酒，就是没放草木灰的黄酒。因为很多蛋白质不溶于水，但能溶于酒，也就是能被消化、吸收，如果用酒泡或用酒煎，它的药用价值能得到最佳体现。酒本身是补肝的，能振奋肝气。我们把阴茎叫宗筋，肝主筋，肝气、肝血足了，阴茎就能适时地勃起。所以当一个男人总是很怯、很虚、怕冷，对生活没有兴趣、对异性没有欲望时，我们可以有针对性地给他吃一些补益心气、心血的药物，用来振奋他的性欲，提高他的性能力。

现在人们都过度消耗自己，透支身体，所以海马、海狗肾不可多吃。

15 瑶柱：调出鲜味的重要食材

接下来说一下扇贝。现在的扇贝基本上都是养殖的，相比海洋野生的味道低一个等级。但支撑扇贝开合的那块肌肉很好吃，叫瑶柱。

瑶柱有大有小，取决于贝壳的大小。瑶柱是调出鲜味的重要食材，几乎可以跟火腿相提并论，但瑶柱调不好味会有一种腥味。另外，大家记住，只要吃海鲜，姜、紫苏、料酒都是必不可少的反佐调料。

第7章

滋补心气的海生植物

我们说的紫菜和昆布，都属于海藻类。海藻很早就被中医当药物来使用，能软坚散结，还能补益心气。

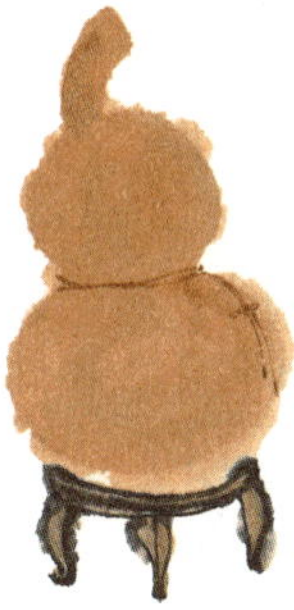

1 “五菜为充”：紫菜和昆布

紫菜和昆布，都是海里生长的植物。

日本人把海带叫昆布，其实昆布是中国人取的名字，传到了日本。在南朝齐、梁的时候，陶弘景所写《名医别录》中增加了很多中药，把《神农本草经》中365种中药扩展了一倍，里面就记载了昆布。

之前的昆布是野生的，大家有时在海边能看到海水冲上来的昆布。现在所有的昆布都变成养殖的了，特点就是肉特别厚。我记得以前的昆布都是紫褐色的，比较薄，泡了以后咬起来特别筋道；现在的昆布都变成绿色的了，吃起来是糯糯的感觉。其实还是野生的昆布更优质一点。

我们说的紫菜和昆布，都属于海藻类。海藻很早就被中医当药物来使用，能软坚散结，还能补益心气。

日本人从昆布里提取的味精，叫谷氨酸钠。有一种理论，说味精都是从食物里提取出来的，所以味精对人不会有害。这个逻辑不成立，酒也是从粮食里提取出来的，喝酒会怎么样？味精的害处在于：第一，它是钠盐，吃一勺味精相当于我们多吃了好几勺盐；第二，它是催欲剂，让你吃什么都香，吃得再饱还是觉得饿，就好像被人下了迷药，灌了催欲剂，老有那种亢奋感。因此，我坚决反对吃味精、鸡精，包括现在卖的鸡汁、鸡粉。

我们说“五畜为益，五菜为充”，海带是我们经常用到的食材，小时候看我爸做饭经常用海带，那会儿营养不够，就想吃咸的、荤腥的东西。我爸跟我说海带最适合跟肉搭配，最好是猪肉，海带能吸收鲜美的肉汤汁，还能给肉增光添彩。

日本人经常吃海带和紫菜。我感觉他们把不会做饭说成保持食物的本味，所以要么吃生的，要么就吃烧烤的，中间的过渡不像我们这么丰富多彩。

现在吃海带的方法多了，炖菜、炒菜、凉菜都有。比如用干海带泡发，然后切成丝、条或块，跟肉一起炖。或者单吃海带，用开水焯熟，撒点儿香菜、香油、芝麻，做一道凉拌海带丝。

日餐里常有一道味噌汤，里面就少不了海带。但味噌汤主要用的是豆酱，为了提鲜就加了海带。

我还见过一种仿鱼子酱的吃法，很有意思。选比较肥厚的海带，清洗干净后放入烤箱烤干，然后掰成碎块，放到搅拌机里打碎成粉末，再加点儿水熬，熬到最后变成糊状，把它放到一个像注射器一样的塑料管里，一点儿一点儿地挤它，就像我们用手捏丸子，挤出来如小圆珠一样大小的颗粒，煮熟会凝聚成球形，为了增加色泽，还可以往里加点儿老抽。捞出来粒粒分明，放在鱼子酱的盒里，再拿个小勺抹在手背上吃，很像吃鱼子酱。其实，这就是为了增加吃饭的乐趣。

紫菜比海带更薄，味道更鲜美。在日本吃的大米饭团，外面都是用紫菜包的，做寿司卷也是用紫菜包。马衡枢先生说，紫菜有非常好的燥湿功效。

2 甲状腺疾病高发原因及中医调治方法

紫菜和海带含碘量较高，所以我说一下现在流行的甲状腺疾病。现在患有甲状腺结节的人很多，甲状腺功能亢进和甲状腺功能减退的人也很多，还有一些人得甲状腺癌。甲状腺癌的发病率特别高，我周围的很多年轻人，甚至小孩子都得了这个病。

中医典籍里好像没有“甲状腺”这个名字，其实不是。中医讲的三焦是分上、中、下的，焦就是原动力，相当于点火器、发动机。

上焦对应甲状腺，分泌甲状腺素，给我们的生命活动提供推动力。如果甲状腺素低或甲状腺功能比较弱，人就萎靡不振、体温低、乏力；如果甲状腺素分泌过多，人会表现出食欲亢进、心率加快，光吃不长肉。

中焦对应胰腺，胰腺是一个既有内分泌功能又有外分泌功能的器官。对内分泌，就是胰岛素能降低血糖；对外分泌，就是它能分泌消化液，里面有丰富的淀粉酶和蛋白酶消化食物。

下焦对应肾上腺，分泌肾上腺素，让人应急、奔跑、发力，变得强大。肾上腺还分泌一种皮质激素，就是我们平时用来治病的激素。

甲状腺疾病高发主要有两个原因：

第一，不论适合与否，一律吃加碘盐。以前生活在见不到海的地方，水土又不好，缺碘就容易得甲状腺囊肿（大脖子病），导致现在人们都吃加碘盐，碘摄入过多，又导致甲状腺功能亢进。

第二，作息极其不规律。以前人们日出而作，日落而息，这对甲状腺有一定保护作用。三焦对应子午流注的时间是晚上9点到11点，如果这时你已经安静了，谈不上睡觉，只是熄了灯，保持一种很平稳的状态，那么甲状腺、胰腺、肾上腺都能得到及时修复。但现在晚上9点到11点，大多数人都还在过夜生活，导致这三个器官得不到很好的修复，日久成疾。

说起治疗，如果甲状腺功能亢进，海产品、盐、味精都要少吃，甚至不吃。具体怎么治、怎么吃，应该去问医生，不是简单的甲状腺功能亢进就不吃，甲状腺功能减退就吃，一定要全方位考虑。

现代医学治疗甲状腺疾病的方法是，如果是甲状腺功能亢进，就给病人吃抑制甲状腺素分泌的药，甚至会用一些同位素把甲状腺功能破坏掉，或者干脆把甲状腺切了，让病人终身吃优甲乐。这个方法很残忍，符合商家卖给病人一辈子药的商业逻辑，但并不真正有利于人体健康。甲状腺功能亢进的人是虚性亢奋，并不代表他真有那么多火，应该用中医的方法治疗。

现代人容易情绪化，常常觉得咽不下这口气或憋了一口气，这些气是无形的，但积攒的时间久了，就会形成有形有质的结节或肿块。我们看到有些人的脖子上都有一圈一圈的皱纹，有的人为了美，用围巾遮掩，但起不到实质性的作用，我们应该舒畅自己的情志，找中医用非药物疗法，比如刮痧，把前面的颈、后面的项，脖子这一圈的肌肉、经络、血脉疏通，把颈纹消除了，甲状腺功能也就能得到很好的恢复。

3 吃海鲜过敏怎么办？喝藿香正气水

过敏是西医中的一个名词，中医里不叫过敏。前面讲紫苏的时候说过，紫苏能解鱼蟹的毒。这里的毒，一种是像河豚那样，本身就有神经麻痹作用，让人吃完了以后抽搐、吐白沫、喉头水肿、呼吸困难；还有一种是你对它的消化、分解能力不足，就产生了一种剧烈反应。

如果你消化、分解不了吃进去的东西，吃进去就拉了，那也没事；如果你能把它消化、分解，变成身体需要的氨基酸等营养物质，再组织利用起来，这也行。就怕卡在中间，上不着天，下不着地，你想弄它，又弄不动它，然后就“打架”，这就叫鱼蟹中毒。

中毒怎么办？大家记住，只要有过敏性疾病，生存的可能性就比别人小得多。所以，不要盲目跟西方医学的理念走，总想去找过敏原，找致病因子，没必要，因为问题出在自身。换句话说，如果你的身体调好了，你对它就不过敏了，以前不能吃的东西都能吃了，吃了以后也能把它消化、分解、利用，这就是中医治病的思路。

我临床接诊的对海鲜过敏的病人很多，但他们都不是因为海鲜过敏来找我看病的，而是因为各种身心疾病，比如抑郁、焦虑、躁狂，各种严重的胃病，等等。治疗过程中病人突然发现，以前过敏的食物，现在好像能吃了，这是什么原因？其实就是身体消化、分解的能力提高了，就对它不过敏了。

有人说过敏是因为缺一种酶，但我要告诉你，只要你不缺心眼，什么酶都不缺。大家记住，人的消化酶对温度特别敏感，如果你的胃肠道温度低，低于消化酶活跃需要的温度，它就不工作，吃进食物，它就不会消化、分解。

这种不被消化、分解或只被半消化、半分解的东西，即异体蛋白，进入体内，就成为过敏原，成为致病因子、致病因素，在体内闹腾。很多人过敏的症状就是水肿、瘙痒，或伴有严重的呕吐和腹泻。

我们治疗过敏的方法很简单，就是把胃肠道的温度提高。所以吃海鲜过敏的人，就去喝一瓶藿香正气水，其中含有酒精。藿香正气片、藿香正气散都不含酒精，对治疗海鲜过敏无用。

以前我们中国人吃海鲜都会烫点儿黄酒喝，加点儿姜丝，很好地平衡了海鲜的寒性。现在的人吃海鲜喝凉啤酒，这还不够，还得冰镇着喝。现在还流行把黄酒冰镇了喝，认为冰镇的口感最好，这是在自毁长城。

日本为什么患有过敏性疾病的人那么多？就是因为以前日本人喝清酒都是烫着喝，现在都冰镇着喝。日本人以前都喝清酒，现在改喝啤酒了。日本的啤酒虽然很好喝，但冰镇以后喝，人的胃肠道温度就会降到很低。

中医治疗海鲜过敏是有办法的，但最好的办法就是你别得这个病。尤其在夏天，大家记住，夏天外面热，但人的肚子里是凉的，这时一定要喝点儿姜汤等热乎的饮品。如果这时你吃根冰棍，然后来杯冰啤酒，再吃点儿海鲜，你就很容易生病。

第 8 章

滋补心气的肉类

吃东西就高高兴兴的，不要有任何负罪感、内疚感。天生万物皆供人取用，取之有道，取之有常，符合天道，符合人伦就可以。

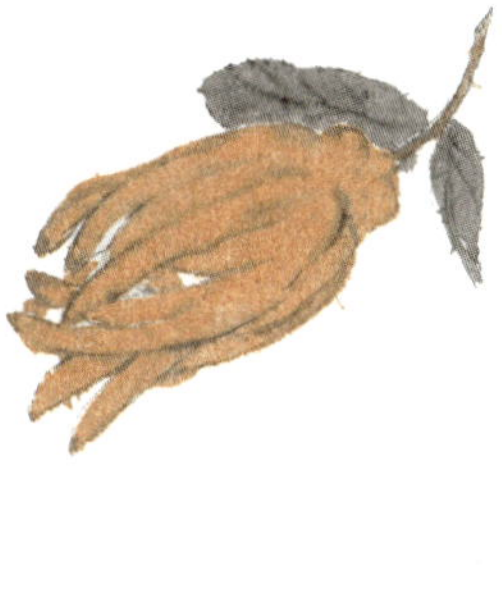

1 “天上龙肉，地下驴肉”：非常好的补心肉类

这里介绍一种补益心气、心血的肉类——驴肉。

在讲补心的肉类时，我讲了不沾水的禽类。地上走的驴，也是一种非常好的补心肉类。

“天上龙肉，地下驴肉”，但很多人没吃过驴肉，而我的早餐基本都有驴肉。有的人说：“你为什么要整天吃驴肉？”简单说就是，徐老师的心气弱，是悲观主义者，想吃点儿补心气的。主要原因是我吃过一次，在微信“朋友圈”晒了以后，别人认为我爱吃驴肉，就给我送，然后我就只能不停地吃。不是我爱吃，是家里太多了。

北方人都知道，河北保定有很好的驴肉火烧，可以说是当地知名小吃。驴最好吃的不是它的肉，驴的板肠最香，板肠就是它的下水。

驴肉为什么能补心？首先，我们用的阿胶主要是用驴皮熬的，阿胶的主要作用就是补益心血、心气，阿胶还能止漏下。

两三千年前，人们把阿胶当药用，在伊尹的《汤液经法》里就有小朱雀汤、大朱雀汤，主要治疗心神流失、心神散乱。我们现在都失神，整天抱着手机刷短视频，刷完一个再刷下一个，心里空落落地睡不着，其实就是心神外越了。对此，我们可以用阿胶补益人的心血和心气。

后来阿胶用于治疗胎漏，就是怀孕期间的阴道出血，其实这是流产的先兆。阿胶出名主要是因为慈禧太后，慈禧太后在怀同治的时候出现了胎漏，吃完阿胶以后，胎漏就止住了，顺利生产，当时母凭子贵，她的地位明显提升了。生完儿子，慈禧就保留了吃阿胶的习惯。

心，“其华在面”，我们看一个人满面春风、满面通红、喜气洋洋，说明他的心血是丰富的。阿胶补益心血，所以就成了一种养颜、驻颜的中药。

当然，也不是说所有胎漏都适合用阿胶治疗，只有那种虚损的人可以用阿胶。有些人是胎热，怀孕期间吃了太多滋补的、热性的东西，这时需要清热，可以用黄芩清虚热、浮火。

再说回吃驴肉。驴和马是一家，都不是偶蹄的，就一个圆乎乎的蹄子，蹄子不分两半，属性偏阳。所以，驴和马跑得特别快，牛羊不如它们。

古人耕地要用牛，打仗需要马，所以很少听说吃牛肉、马肉，驴就成了一个主要的食品来源。驴肉不加任何东西，单嚼就很香，而且是令人回味的香。吃完驴肉以后，有类似吃阿胶的效果，可以补益人的心气和心血，让人觉得生活很美好，生活有意义，生活有希望。这就是驴肉受欢迎的一个主要原因。

我没吃过马肉，不是因为我属马，而是因为马的制品确实太少了。在日本我吃过马肉刺身，尝了一口没啥味，我也不爱吃了。新疆的朋友很可怜我，说：“你居然没吃过马肉。”给我寄来一堆他们做的马肠子，我吃了以后还是觉得不行，太硬。我就觉得可能驴肉比马肉更香，所以它才更被人们喜爱。

这些动物类食物都应该归于补益心气、心血。很多吃素的人总攻击、讽刺、挖苦、贬损吃肉的人，其实没必要，吃东西就高高兴兴的，不要有任何负罪感、内疚感。天生万物皆供人取用，取之有道，取之有常，符合天道，符合人伦就可以。希望大家根据天时，根据自己的身体状况，有选择地吃适合身心健康的食材。

2 脑力劳动者、情感丰富的人，一定要吃熟的食品

接下来我主要谈一下血液制品，有个成语叫茹毛饮血，“茹毛”是什么意思？

茹毛肯定不是吃毛的意思。毛发虽然由蛋白质组成，但人对这种蛋白质的分解能力极低，基本吃什么拉什么。唯一能消化毛发的器官就是阑尾，以前人们吃肉生吞活剥会不经意地带一些毛，阑尾可以帮助消化这些毛，现在阑尾已经退化到几乎没这个功能了。但茹毛也不是拔毛的意思，是指披着兽皮做的衣服。印第安人戴着雉鸡翎，孙悟空围着虎皮围裙，人的抗寒能力不足，就披动物的毛发或毛皮。茹毛饮血讲的是温饱。

苏武牧羊的时候被匈奴人虐待，不给吃不给喝，结果他就嚼雪解渴，吃底下铺的羊毡子。这体现了他超强的意志力，他不是一般人，一般人吃不了毛。

从茹毛饮血说起，岳飞写下“壮志饥餐胡虏肉，笑谈渴饮匈奴血”，太壮烈了！我经历过喝血的事，人在大饥荒的时候不得不杀自己的战马，然后喝它的血。大家记住血是咸的，喝血就跟喝海水一样，越喝越渴。

血液本身是一个很好的营养来源，但是有一点，动物血只要一放出来就会凝固，凝固以后即便做熟了，到人的体内如果分解、消化不彻底，就会变成致病因素。

我以前劝大家不要吃生冷的食物，不要喝冷饮，要吃做熟了的食品，没人搭理我，还有人讽刺、挖苦我。结果我换了一种说法：“脑力劳动或思想负担重的人、任务多的人、情感丰富的人，气血都消耗在脑子里、心里了，流向胃肠道的不多，所以吃饭的时候一定要吃熟的，不要吃凉的；而那些头脑简单、四肢发达、吃生铁能拉出斧子的人，喝凉啤酒、吃冰激

凌、吃毛血旺、吃卤煮都没有问题。”我将这段话编辑成“微博”发送后，大家纷纷点赞，表示赞同，都认为自己不是“力巴”，而是脑力劳动者，是情感丰富的人。

3 干活多、动脑子少，情感简单的人，可以吃点儿血液制品

动物的身体部位，最好消化的是四肢和脖子上的肉。为什么？脖子、四肢都在动，动主阳，有了阳气就好消化。最不好消化的部位是猪脑子，比猪脑子好消化一点儿的是猪脊髓，然后就是猪下水、猪血。

为什么让大家啃猪蹄、羊蹄，吃鹿蹄筋？因为那都是阳气特别足的地方，肉好消化。相比它们，不好消化的是里脊肉、外脊肉、臀尖，更不好消化的是血、下水。下水分两种：脏（臟）和腑。发红的下水，比如猪心、猪肝、猪腰子、猪肺（洗过以后它就白了）；六腑，比如猪肚、大肠、小肠。最不好消化的是猪脑子，四川人吃火锅涮脑花，把脑花丢在里面捞出来就吃。我心想这个人肯定阳气特别足，是个头脑简单、胃肠发达的人，如果一般人吃，比如一个阳气不足的老爷们吃几片脑花会导致阳痿。

大家记住，干活多、动脑子少、情感简单的人，可以吃点儿血液制品。

我们说“君子远庖厨”，庖是负责宰杀牲畜的，厨师是把它制作成佳肴的，把血液制品单做给穷苦人吃，那些脑力劳动者、劳心的人、情感丰富的人、胃肠功能弱的人是吃不含血的肉类。

为什么这么做？我在临床观察病人发现，很多肝病患者，本来已经调得很好，一旦他们在饮食上不注意，吃了血液制品，肝功能马上就会出现

问题。也就是说，西医认为解毒的肝脏（臓）对血液是很敏感的。中国人的饮食或屠宰习惯，基本要求都是放血。中国人到国外吃各种肉都觉得不好吃，原因就是他们不放血，把血留在肉里面，所以很难吃。

中医认为肝藏血、血舍魂，就是说动物也有形而上的东西。换句话说，如果你的消化、分解、组合、重新利用的能力差，经常吃血液制品就会沾染上某些信息和能量。有些人经过输血或大量换血以后，性情、性格会出现很大的变化。所以，建议大家合理使用血液制品。

现在去外面吃的鸭血、羊血等，全是人工合成的。东北人爱吃血肠，这也是穷苦年代留下的饮食习惯。现在生活好了，人的消化能力却不行了，活也干不了，成天刷手机，整个人很焦虑，还是吃点儿容易消化的食物吧。

4 吃一些下水对补益精血是有帮助的

尽管血液制品有这么多问题，但我们有时还是会把一些血液制品当药用，有一味特别好的药，就是鹅血。

鹅血能治疗早期或中期的食管癌，这是历史上延续下来的治疗方法。我们把食管癌叫噎膈症，可以用一些化痰活血、软坚散结的抗癌中药治。另外也间接证明患食管癌的人活得比较压抑、憋屈，性情上有问题。

治疗这种病，我们一般建议病人每天接一碗鹅血，趁热灌下去。不用杀鸡取卵，在鹅的腋下，相当于极泉穴，就是翅膀动脉的位置划一道口子，然后放点儿血。食管癌中晚期转移、扩散了都没法做手术，怎么办？就可以用这种应急的办法治疗，有一定的缓解作用。

前面说的下水，大家记住，如果你的消化能力特别好，你吃它的脑、吃它的髓、吃它的下水，它们都是很好的原料，能转化成你的精气神；如果你的消化能力弱，这些东西都别碰。

现在很多人说要忌口，比如痛风不能吃这个，不能吃那个，乍一听都有道理，细一想好像不是那么回事。为什么？人们认为痛风是嘌呤代谢障碍，因此不能吃嘌呤高的食物。其实你一天不吃饭，照样会产生大量嘌呤，因为每天都有大量细胞死亡要分解，也会产生嘌呤。所以，痛风是化不了、排不出去的问题，而不是摄入的问题。

中医讲以心补心、以形补形，哪个地方弱了、坏了，就去吃相应的东西。比如心虚了，吃点儿心；肝虚了，吃点儿肝；肾虚了，吃点儿腰子。这都是对的，有中医理论体系的支持，另外也是实践经验的总结。

现在都流行文化 PUA（精神操控），诋毁我们中国人所有的生活方式和习惯，以及我们的中医文化。我们吃下水就是愚昧落后，法国人吃鹅肝就是高级（都把鹅弄病了，长出那么大的囊肿）。他们不吃是因为他们不会做，屏蔽不了腥臊味。我们吃腌咸菜，被说里面有亚硝酸盐，能致癌；吃烧烤，被说能致癌；喝黄酒，被说嘌呤高、糖分高；吃油条，被说膨松剂里含铝，会导致阿尔茨海默病；吃粉条，被说里面有矾，也会导致阿尔茨海默病……

血液制品、下水都可以吃，但要吃得对。比如吃心补心，如果觉得自己平时容易心慌、心悸，而且越累，心慌、心跳得越厉害，平时还有点儿出汗等少气乏力的症状，就应该有意识地吃点儿补心的东西。

我小时候吃鸡只负责吃鸡脖子和鸡头，还有额外的赏赐——吃鸡心。正常的哺乳动物心脏（臟）一共有六个通道，内部有四个，外面有两个，这是动脉血泵出去变成静脉血回流的整个过程。正常人心脏（臟）是六个通道，如果你有动脉二尖瓣、三尖瓣闭合不全，比别人多一个窟窿，就会活得比较累。这种是先天性心脏（臟）病，现在只能通过外科手术缝上，才能解决这个问题。

在以前没有外科手术的情况下，天天吃心，比如鸡心、鸭心、猪心都没有用。

我给大家讲过，歪瓜裂枣特别好吃，为什么？它受到伤害以后就成熟了，要赶紧繁衍后代。所以，得先天性心脏（臟）病的人成熟得就早，情欲、性欲都比同龄人旺盛。我认为林黛玉就是得了这个病，看《红楼梦》的时候，人们觉得林黛玉怎么那么小心眼、没蔽骨、爱吃醋，其实这是病弱之人一种自我保护的反应。

除了鸡心以外，我们平时还可以买猪心和牛心来吃。因为是内脏（臟），供血比较足，味道就特别腥，需要长时间泡发，泡去血水，然后用大量的卤肉香料遮盖腥味，才能达到既利用了营养又不被污浊所伤的效果。

第9章

滋补心气的茶点——满足当时的心理需求

点心是用来除饿的，是用来解馋的，是用来过瘾的，完全是为了满足心灵的需要，已经远远脱离了基础配方的阶段。

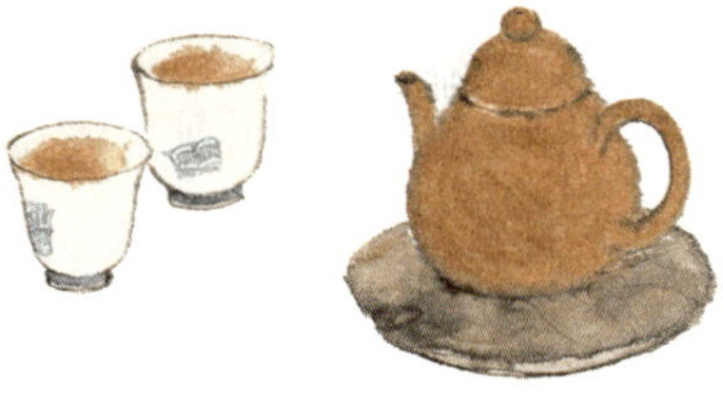

1 点心是用来过瘾的

“点”是什么意思呢？一个老外刚学了中文，说：“你们中国人真励志，每天上班路上都看到标语，让大家 hurry up early（早点起床）。”为什么这么说？因为很多店面写了俩字“早点”。其实是早餐，他以为是早点儿。早点的点是蜻蜓点水、点到为止的意思，绝对不是让你吃饱了、吃撑了，而是意思一下，满足的是心理需要。

我以前讲过，中国人吃饭有四个层次，第一个层次是充饥，不管吃什么，哪怕是垃圾食品，也要把肚子塞满，这是最低的层次。

第二个层次是什么？除饿。如果你没吃到身体需要的东西，总会觉得饿。尽管你塞得很饱，还是会半夜爬起来找东西吃。怎么样才能充饥呢？吃饱了就不饥了。怎么除饿呢？吃对了、吃好了才不饿。

中国人有这么多烹饪的方法，这么多烹调的手段，这么丰富的食材，除了能充饥，还能让大家吃好，吃得心满意足，觉得生活美好、充满乐趣、充满阳光；而且我们虽然吃得挺多，但总体而言体型还保持得挺好，这是多么幸福的事。

第三个层次就是解馋，这是为了满足心神的需要。贫穷限制了很多人的想象力，经济不发达地区的人很难理解经济发达地区的人的饮食习惯，他们总说：“你怎么吃那么点儿？”我记得肯德基、麦当劳刚进中国的时候，中国人都吃不饱，为什么？因为饮食习惯不一样。

我在美国讲课的时候，课下跟美国学生交流，他很同情地跟我说：“你们中国人真穷啊，居然还吃鸡爪。是不是总处在饥饿的状态，什么都吃？”我说：“你知道吗？鸡爪比鸡胸脯肉贵。”他不理解。

如果这个民族没得吃，为了充饥就买便宜的食物吃，吃鸡胸脯肉不就完了？吃鸡爪是因为没肉吃吗？我说："你这辈子也活不到吃鸡爪的境界，你们不知道什么叫解馋。"鸡爪是用来充饥的吗？是解馋的。

吃饭的最高层次就是过瘾，我们怀念某种食物，连同吃食物的场景、亲人、氛围一并出现在我们的脑海里，久久挥之不去，包括朱元璋吃珍珠翡翠白玉汤，那叫过瘾。

因此，点心是用来除饿的，是用来解馋的，是用来过瘾的，完全是为了满足心灵的需要，已经远远脱离了基础配方的阶段。

如果是一天三顿饭，"早点"就点到为止就好了。就是在你刚醒来，胃肠还没恢复正常蠕动，还在迷迷糊糊、半梦半醒的时候，用一种温暖的、鲜美的、辛辣的、提神的食材，比如用一个包子或一碗汤把它唤醒。用鸡汤冲个鸡蛋，济南人吃的甜沫，山西人吃的刀削面，河南人吃的胡辣汤，都起这个作用，所以点是点醒、唤醒的意思。如果一天是两顿饭，早饭可以稍微吃得晚一点、丰盛一点，因为这是你的第一顿主餐。

很多人说早上吃好，中午吃饱，晚上吃少，其实他不理解早上为什么要吃好。有些辛苦工作，晚上睡眠质量不高，前一晚吃的东西，第二天基本还在胃里，如果早晨就往肚里塞吃的，那就是雪上加霜。所以他们早晨不想吃饭，没有食欲，但是家人又会给煎个鸡蛋、倒杯牛奶，再端盘水果。

人类进化到一定程度，经济发展到一定程度以后，充饥已经不是主要需求了，除饿也不是主要需求，于是诞生了一个类似精神层面的需求，就是吃点心，点到为止，满足一下当时的心理需求。也不饥，也不饿，就是想往嘴里塞点儿东西，由这个需求诞生了一大批吃零食的人。

还有一些人到大酒店拼团吃下午茶，然后拍照、分享到社交媒体，也是为了满足自己的心理需求。

2 点心满足了心理需要以后，负面情绪就会比较少

饭馆的出现代表当地经济的起步和繁荣，当一个地区点心铺子很多的时候，说明这个地区的经济文化发展到了一定的水平。

因此，南北方的差异在一定程度上表现为点心的差异，南方的点心花样就很多。北伐胜利以后，国民政府把北洋政府推翻了，把国都迁到了南京，这时北京就变成了北平，没落了，但北平还有很多资源，吸引了一些人。当时江南的很多文人墨客就感叹北京没有好点心吃，满足不了他们的需求。

定都北京以后，很多大的点心铺子不得已从南方迁到北京，著名的就有北京稻香村。所以，制作点心需要有优异的经济环境和优雅的生活态度，以及一帮熟练的匠人，还要有精选的原材料和繁琐的工艺。点心做得好与不好，你尝一口就知道。

点心满足了心理需要以后，人们的负面情绪就会比较少。我看到有些人，不管男女，失恋以后都喜欢吃巧克力，但他们买的是甜巧克力，吃完暂时血糖升高了，抑制了自己的痛苦，长久来看却是把自己吃肥胖了，对身体健康不利。

3 吃茶点，就是苦和咸的搭配

吃茶点，就是苦和咸的搭配。

夏季容易生心火，心气过旺、过亢，让人焦虑、烦躁，所以一定要吃

点儿苦的，而且要用寒性的食物压一下心火。

夏天很多人肚子冰凉，满脸长痘，口舌生疮，然后还不停地想吃冰激凌。有部电视剧叫《贫嘴张大民的幸福生活》，张大民的妈妈要吃冰，他们就拿冰箱里的冻冰块给老太太吃，最后老太太得了老年痴呆。

她吃冰的欲望是什么呀？想吃苦味的、寒性的食材补肾，这样她的脑子就不空了。结果她的儿女不学中医，啥都不懂，就给他们的妈吃冰，冰是甜的、凉的，泻肾，导致人越吃越傻。

当夏天出现心烦意乱、焦虑烦躁的热象时，人的肚子是冰的，这种情况下再吃凉的东西，就是饮鸩止渴，越吃越渴，这时可以喝杯茶、吃点儿点心，休息一下。这就显出了茶的重要性，大家记住："茶者，南方之嘉木也。"北方没有茶，因为茶对纬度的要求特别高，过了一定纬度茶就不长了，所以茶树是温暖地区长出来的。茶树有灌木、乔木，灌木跟乔木的区别就是有没有主干和个头不大。

茶叶被称为"东方叶子"，是中国人几千年甚至上万年前就发现的一种有益于身心健康的食材，是我们身体补充苦味的一个主要来源。它既能降心火，又能补肾，还具有燥湿的功能，除湿毒、湿气。

培养出喝茶的习惯有什么好处？第一，你已经被界定为脱离了贫困；第二，你的生活需要一些点缀、情调和情趣，需要补充一些苦味来补肾泻心；第三，如果你培养出喝茶的习惯，会影响你的孩子，甚至孙子，如果孩子喜欢上喝茶，觉得喝茶很有意思，喝茶很有仪式感，喝茶很解渴，就不会再去喝冷饮了，你们家的后代就会少得很多病。

中国人喝茶的习惯，是几千年来我们祖先智慧的结晶。最早的茶是用来解毒的，"神农尝百草，日遇七十二毒，得荼而解之"，荼即茶也，它本身就是一味药。当你吃了一些热性的食材或药材，茶本身就能平衡它的热毒，还能排出，保证了健康。

现在茶被世界公认为三大饮品之一，其实很早的时候，茶就成为了中国做海外贸易的一个主要商品。

最早接受茶叶的人是蒙古人，他们整天吃牛羊肉，容易中肉毒，表现为身上长疖肿，排便排不出来，这时喝茶就可以缓解。

当时晋商做生意基本都是从福建武夷山、湖南安化贩青茶和黑茶，甚至做成耐储藏运输的砖茶，运出国做生意，去换牛羊的毛皮。当我们的茶叶、瓷器贸易产生大量的逆差，外国人承受不了的时候，他们就把鸦片卖给我们，这才有了后来的鸦片战争。

当年英国人发现茶叶贸易的高利润后，就从中国偷了茶树的树种，雇福建的茶农去印度的大吉岭种茶树。大吉岭红茶做成了，但做出来的茶又苦又涩，他们好奇我们的茶为什么有一种果香味，他们的茶不是苦味就是没味。

中国的茶好喝是因为中国茶树周围生长着各种果树，果树的花香自然浸淫到了茶树的叶子上，就产生了一种花果香。

比如广东乌崇山的单丛，单株采摘、单株制作，而且每株树都有自己特殊的香型：有的是蜜桃香，有的是稻花香，有的是姜母香，有的是姜花香，等等。为什么？这跟周围种植果树的树种有关。

虽说英国人就把茶树种偷走了，但山上全是“光棍”，最后种出的茶就没有香味。没有香味怎么办呢？他们把茶做好以后就往里“喷香水”，加入佛手柑，现在喝的英国伯爵茶都是带各种香的，其实就是“涂脂抹粉”而成，跟我们天然生长出来的茶完全不一样。

4 刚接触茶或培养喝茶习惯的人，先从喝花茶开始

我建议大家喝茶，不要有那种功成名就、显摆的感觉，这完全就是一个生理、心理的需要。而且刚接触茶的人，也别讲究，家里有什么茶赶紧先收拾收拾，把放坏的茶扔了，或者装进布袋当枕头，能清热解毒、凉血安神。

需要放在冰箱里的茶一般都是绿茶，绿茶特别怕光照、怕干燥，放的时间长了真就成树叶了，没有任何口感。

我建议刚接触茶或培养喝茶习惯时，先从喝花茶开始。为什么厚朴开茶课？是为了让大家恢复自己的嗅觉和味觉。嗅觉很重要，沏杯茶，你一闻觉得好香啊，证明你嗅觉还可以。所以先闻到茶叶的香味，然后趁热喝一口，喝到了它那种很好的有回甘的苦味，喝进去之后觉得肚子里有点儿蠕动，身上还出点儿毛毛汗，顿时那种焦躁的心境得到了缓解，这时你就体会到了喝茶的乐趣。

从喝花茶开始，逐渐去喝那些不加任何花的茶，品茶本身的香味。比如喝龙井茶，会喝到一种粟米香，有点儿像炒小米的味道；喝正山小种，会觉得有一种松烟香，确实是为了长期保存被松烟熏过了；再喝一些小品种的岩茶，比如肉桂、水仙，会发现各有各的辛辣香味。所有的香味都是暗香，袭人悠悠的感觉，你刻意去品它，它没有，不经意间它又来了，这时需要你有很静的心态，才能品出茶香。

如果你焦躁、匆忙地喝一杯茶，直接拿大缸饮驴，那是解渴，不叫品茶，我们喝的茶是要品。

大家记住，我们现在喝茶的方法——拿开水冲，是明朝以后出现的；在唐宋的时候，喝茶的方法是煎茶、煮茶、吃茶，现在很多客家人还保留

着吃茶的习惯。

吃茶是什么意思？就是在我们煮的粥里加茶叶，再加一些芳香化湿的香料和理气化痰的中药，比如陈皮、桔梗、生姜。很多人喝的茶不对，比如喝绿茶太寒，伤胃，整个人的脸色都是发黑、发青的，这就说明茶喝错了，应该喝煮的茶或煎的茶。

胃寒的人是喝不了绿茶的，可以选一些红茶喝；大多数人喝单丛还是偏寒，岩茶经过火的烘焙再喝，稍微好一点。所以，喝茶要根据自己的体质去挑选。

5 吃什么坚果能补心？柏子仁、松子仁、开心果、葵花子

喝茶的时候吃点儿什么呢？这就要看君臣佐使了，有的以喝茶为主，以吃点心为辅，这是一种吃法；还有以吃点心为主，喝茶反佐，这又是一种吃法。下面我推荐几种喝茶时宜吃的坚果和点心，先推荐几种坚果。有人疑惑："老师，你说五谷是一年生草本植物，我们吃点儿什么坚果能补心？"我告诉你还真有。

坚果有很多种，《黄帝内经》中说"五果为助"，大家都认为这里的"果"是指水果，其实主要是指坚果和干果，比如红枣属于干果，栗子不属于坚果，它属于干果。

坚果里最补心的就是柏子仁，大家可能都见过柏树，"丞相祠堂何处寻，锦官城外柏森森"。古人会用柏木做棺材，取长久的意思。其实，柏树的叶子（侧柏叶）就是很好的中药，能收敛止血，能长头发。如果家里

有谢顶的年轻人，可以把柏树叶捣碎，睡觉前抹在头上。柏树结的果子叫柏子，我们把它的壳剥去，把仁弄出来，这就是柏子仁，柏子仁补心气、补心血的效果是最好的。

另外它还有一个特别好的功效，能治疗老年人的虚性便秘。有的人最后是被一泡屎憋死的，也就是说心气不足的时候，既排不出便，心跳也起不来。柏子仁能补益心气、心血，能助排便。

柏子仁怎么吃？拿大粒盐炒，炒出来以后，吃的时候嘴上还带点儿咸味，效果是最好的。

松子仁仅次于柏子仁。松和柏都是常青的乔木，但松树有落叶的，也有不落叶的。为什么柏子仁效果最好？因为它小，我跟你们说过，吃东西要吃小的，越小越好。

开心果也是一种非常好的补心的坚果，名字也起得好。开心果一定要吃好的，我吃了很多开心果，要么是哈喇味，要么就是一种怪味，现炒、现吃、现开壳的最好吃。如果开壳很久，储存时间很长，味道就流失了。吃好的开心果停不下嘴，能不停地吃。

还给大家推荐葵花子，不是西瓜子，虽然它们都是瓜子，但瓜子跟瓜子不一样。葵花子是一年生草本植物，葵花子的油是特别好的，能补益心气、心血。葵花子本身也有补心的效果，如果你的身体正常，总嗑葵花子会觉得上火，亢奋，口舌生疮；如果你的心气弱，嗑点儿葵花子，或者再放点儿盐炒了吃，会觉得生活充满希望。

以上是我推荐的三种喝茶时宜吃的坚果，接着推荐喝茶时宜吃的点心，我更推荐咸的点心。

不知道大家吃过什么咸的点心，因为北方的很多点心很腻，比如驴打滚、萨其马、艾窝窝等，我吃不了那些东西。我爱吃稻香村的咸点心“牛舌饼”，里面有点儿咸味，也有点儿甜味，我就觉得对我的身体好。

因此，喝茶的时候一定吃点儿带咸味的小点心。可能有人会说吃花生，花生就算了，花生是下酒的，不是下茶的，这有点儿像喝茶的时候有人给你端上一盆猪头肉。喝茶是一个越喝越冷静的过程，但我们都喜欢热闹，不喜欢冷静，真正高级、神交的人是冷静下的一种交流，还很温馨，一般人体会不到。

第10章

喝茶，有益于你的身心健康

喝茶的人一定要先摸摸自己的肚子，肚子是温热的，就喝口茶；肚子是凉的，干脆煮碗姜汤喝，还能解渴。

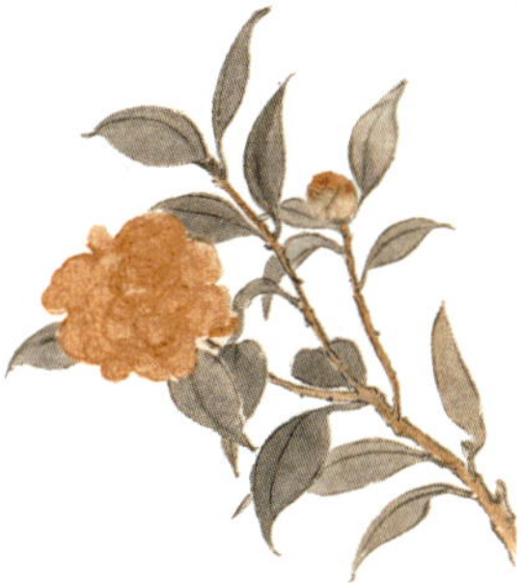

1 只有当你解决了温饱问题，才对茶有需求

我们学中医，要学《黄帝内经》，学《神农本草经》，学伊尹的《汤液经法》。其实，茶也有经典，就是唐朝陆羽写的《茶经》，这本书很珍贵，它第一句话叫“茶者，南方之嘉木也”，非常好。

我跟茶结缘是受到了家庭的影响，也就是长辈的言传身教。

柴、米、油、盐、酱、醋、茶，茶是排在最后的。为什么？只有当你解决了温饱，吃好、喝好，吃得甚至有点儿过了、有点儿油腻的时候，才对茶有需求。所以在贫苦的时候，有人说喝杯茶，我觉得不大靠谱。

贫苦的时候买不起茶，因为茶也挺贵的。以前人们落魄了，还想尝茶的味道，只能去茶叶店买点儿高碎（高末）。就像我们小时候吃不上点心，但点心铺子里有卖点心渣的，就买来尝一尝。

我记得小时候父亲上班时总拿小塑料药瓶带点儿茶叶，我说：“你们单位还不给茶？”我妈说：“单位要给茶就好了。”后来我妈从大同市委下放到基层劳动，就是在茶叶店。

我现在想起那家茶叶店都觉得很高级。进去以后，是一个大柜台，柜台后面放着许多铝罐，铝罐上贴着红纸条，上面都用毛笔写了是什么茶叶。墙的尽头摆着一对太师椅和一个茶儿，人可以在那儿坐着喝茶。这是我第一次接触茶。

真正了解茶，还是我开了厚朴中医学堂以后，为了让学生恢复自己的嗅觉和味觉，我们专门开了茶艺课。我碰到了几位非常好的老师，一位是赵英立老师，比我大几岁，本身是研究中文的，但在研究茶叶方面下了很

大的功夫。听他讲茶、喝他泡的茶也算是我的一个茶启蒙。

后来我们请到了现在厚朴的茶课老师——桃子老师，桃子老师就是桃仙儿，生而神灵，非常敏感。我跟她专门学过茶课，学会泡茶、沏茶。而且跟她学我才知道，同样的茶，不同的人、不同的水、不同的器皿泡出来的味道不一样。其实，食材一样，当你做菜的心情不一样，做出来的味道就不一样。就这样，我慢慢对茶有了了解。

这里主要讲一下茶叶的重要性。中华文明几千年延续下来，之所以能延续人种和保持庞大的人口数量，和我们中国人的生活、饮食方式是密不可分的，其中一个最有益于中国人身心健康的方式就是喝茶。

喝可乐、吃冰激凌的人，会培养出另一种家庭层次。很多人说我太狭隘了，外国人整天喝可乐、吃冷饮也没事。你到美国看一下，阶级层次很明显，不同社区的人真是完全不一样。判断一个人处在哪个阶层，看他的体型就知道。

越贫苦的人，基本上越没什么正当职业、越没有什么社会地位，都吃得蠢胖蠢胖的。为什么？因为这些人的饮食主要就是可乐、汉堡。真正的中产或中产以上的人，身材都保持得非常好。

我们中国人从小接受的教育是唯物主义教育，我们的生活方式和哲学理念可贵，就是因为我们经过探索，摒弃了那些图一时之快、会对身体造成伤害的生活方式。

我治过一个得了怪病的男性，比我小七八岁。他有点儿心理疾病，听不得打雷，一听打雷就往人堆里钻。后来我调查他的病史，发现他的父母从事外贸相关的工作，北京友谊商店出现第一批可乐的时候，他就开始喝，也就是从 20 世纪 70 年代后期改革开放开始，喝了半辈子。

世界各地的可乐口味是不一样的，里面放的蔗糖比例不一样。就跟当年美国出口万宝路香烟一样，一点儿一点儿地调浓度，先让人上瘾，然后增量。全世界可乐含糖量最高的地方是墨西哥，为什么呢？第一，当地产蔗糖，原料不成问题；第二，墨西哥人已经被美国人奴役、“殖民”了，不是名义上的占领国家，而是从文化到生活、饮食，完全变成了“殖民地”，所以墨西哥人基本上把可乐当水喝。

十几年前我就说过，水果里的果糖有个最大的问题就是让人上瘾。果糖最佳口感是低温 8℃，放到冰箱里拿出来喝的可乐和放在常温下喝的可乐就不是一个味儿，最后导致人们对这个东西产生依赖。喝可乐最大的问题就是甜的东西伤肾，喝多了，人的志气、骨气就丧失了。我认为，可乐的危害一点儿也不次于鸦片。因此，我们中国人还是挺起脊梁来，好好喝我们的传统饮品。越到夏天、越到热的时候，越要喝热水，越要喝茶。

喝茶的妙处在哪儿？我在不同场合反复说过，解渴是因为人产生了唾液，叫生津止渴。如果灌进去一肚子水，没有自己的唾液，那还是会渴的。所以很多夏天中暑的病人是什么样的？上面焦渴难耐，肚子里装着一个大冰块。给这种人喝茶没用，一定要给他喝最热的藿香正气水、十滴水，把胃里的冰块化开，才能解渴。

喝茶的人一定要先摸摸自己的肚子，肚子是温热的，就喝口茶；肚子是凉的，干脆煮碗姜汤喝，还能解渴。

2 喝茶有七个境界

接下来给大家讲讲喝茶的七个境界。

大家千万别以为喝茶就是为了解渴。喝茶确实能解渴，但也分怎么喝。有的人抱一个保温杯，或抱一个大茶缸，里面泡的全是绿茶，这就容易把身体喝坏。

唐朝涌现出很多优秀的人，陆羽的《茶经》，把唐朝种茶、喝茶的方法传播到世界各地。日本现在所有的茶道，都是从唐朝学过去的。一个人解决了温饱问题，才能想到喝茶。一个国家强盛到一定程度，物质得到极大丰富，茶叶才成为一种刚需，由此我们可以想象唐朝文明发展到鼎盛阶段的状态。

唐朝诗人卢仝写过一首《七碗茶诗》，讲的是人喝茶以后，身体和心理出现的不同状况。大家对照一下，你喝茶喝到了哪个阶段？

“一碗喉吻润”：生津止渴

《七碗茶诗》的第一句是“一碗喉吻润”。我们现在喝茶都是拿茶杯喝，以前是拿茶碗，茶碗也不是很大。

大家记住一定要喝热茶，现在人们总喜欢到冷饮店，买一瓶冰红茶。别了！除非你是肚子热得不行了，否则喝茶一定要趁热。

喝一碗茶下去，生津止渴。第一口进去一般来说都有点儿苦，但我们喝茶都觉得有点儿回甘（通过苦味或其他辛香味道的刺激，促进唾液的分泌）。甘不是茶叶带来的，是你自己被动反应出来的。所以，“喉吻润”不是说茶汤润了你的嘴唇和咽喉，而是自己的体液充沛，让自己的喉吻变得滋润了。

我发现很多人的嘴唇是干的，他们就涂唇膏；还有的人眼睛干，就滴滋养药水。现在科学真厉害，你缺什么，它能给你补什么。但这些都不是你自己的。所以，中医的治病方式跟他们完全不一样，是让你自己产生缺少的东西，是道法自然。所以，“喉吻润”体现了茶对人的生理影响，让人生津，然后止渴。

人有这么一个反应，在特别紧张的时候会结巴，咽喉会紧张、发干，这时候可以喝几口茶。茶能泻心火，让紧张的心态得以放松，着急、焦躁、烦躁的心情得以平复，这是茶对人的心理作用。

“二碗破孤闷”：破解不良情绪，越喝越冷静

“二碗破孤闷”，这解决的是心理问题。很多人说喝酒才能破孤闷，其实不然，喝茶才可以。为什么是喝茶，不是喝酒？

酒喝多了眼前出现好几个人，“举杯邀明月，对影成三人”。大家记住，喝酒会越喝越寂寞，为什么？喝酒让人短暂地产生一种亢奋、兴奋，但清醒过后就特别难过，让人后怕。酒壮怂人胆，让人瞬间气血亢奋就往前走，事后一想，怎么当时能干那个？

我们常说一个人不喝酒，一个人喝酒喝的是愁闷，越喝越难受，越喝越思念。但一个人是可以喝茶的，茶是让你喝完以后，把不良情绪破解掉，是一种越喝越冷静的感觉。

喝茶的时候，人的灵感、思想火花不停地迸发。所以那一刻你就不是一个人在战斗，不会觉得孤苦伶仃，而是会觉得周围有好多人穿越时空来跟你相会。

孤是一种感觉，就是没人陪伴、生不逢时、怀才不遇的感觉。闷是一种心头的压抑。我们说这个人是闷葫芦，其实就是心里憋着事不愿意说。但喝完茶以后，你会觉得心胸一下打开了，天空飘来五个字：“那都不是事。”

“三碗搜枯肠，唯有文字五千卷”

在唐朝之前，就有人总结茶的作用：“苦荼久食，益意思。”荼是一种开着白花的草，跟茶就差一笔，但在古代是一个意思。茗也是茶的一种说法，我们现在还在用，台湾用茗比较多。有啥区别呢？大家记住，采茶有时在早上采，有时在晚上采，在晚上采的茶叫茗茶，在早上采的茶就叫茶，不一样。还有春茶和秋茶，后面会细讲。

三碗以后为什么会“搜枯肠”？中国人讲学富五车、胸藏锦绣、搜肠刮肚。搜肠、搜枯肠有两个意思：一个是肠胃里有太多油腻的食物，喝茶

可以把它搜刮剔掉。还有一个是心理上的意义。我们中医认为心和脑、小肠是直接关联的，所以很多人的记忆是在肠子里。我们通过刺激人的小肠，进而影响他的心理和记忆。相关研究也发现，阿尔茨海默病患者的小肠功能有问题。

喝茶以后，唤醒以前的记忆，然后迸发出一些思想的火花和灵感，但它们不是情感。喝完酒以后，可以拍着胸脯应承很多事，所以说酒桌上的话不算话。但茶桌上的话一般都是在很冷静的状态下，经过深思熟虑说出来的，茶桌上的话应该算话。

中国的教育是让大家见贤思齐，跟古人神交，把古人写下的那些名篇、名句、精华直接植入脑海里。平时看不见，偶尔露峥嵘。一杯茶下去，所有灵感都出来了。

“四碗发轻汗，平生不平事，尽向毛孔散”

“四碗发轻汗”，喝完第四碗茶觉得自己微微出汗，不是大汗淋漓，这是生理影响。下一句话又变成了心理和精神的影响，“平生不平事，尽向毛孔散”。不平、不忿的事让人郁闷，这口气憋在心里得不到化解。很多人说想开点儿，想了没用，你指挥不了它，只能通过治疗的方法让它宣散出去。茶本身有一种香气，嘴里尝到的苦或回甘是它的味儿。所以两个气味结合以后，阴阳共同作用产生效果，微微的气机宣发流动，带着一层毛毛汗出来。在毛毛汗出来的过程中，你觉得原来想不开的事突然想开了，原来很在意、很痛苦的事突然就不在意了，这就是茶对身心的影响。

中医治疗一些疾病，比如风热感冒或风寒感冒，都借助茶的辛味。有人说辛是热的，不一定，辛也有凉的。如果再加点儿其他中药配伍，效果会更好。比如喝茶时加点儿薄荷、陈皮、佛手和香橼，有温中、理气、宣肺的作用。有时会加点儿生姜、桔梗，都能增强茶对外宣散、对内温化的效果。

“五碗肌骨清”：产生一种高远的志向，一种超凡脱尘的风骨

“五碗肌骨清”，不是生理现象，这是一种精神现象，冰清玉洁、冰肌雪骨、超凡脱俗。庄子说有座山上住着一位仙人，餐风饮露，不食人间烟火，不跟俗人混。所以喝到第五碗的时候，人会产生一种高远的志向，一种超凡脱尘的风骨，这是喝茶的另一个境界。

很多出家人是喝茶的，为什么？茶能坚定人的志向，使人的追求达到超乎肉身的境界，这是茶的一个重要属性。这种属性在红尘世俗生活中，能让人不油腻。油腻的中年人基本就是俗人，一点儿都不高级，背后有污浊的东西。这种污浊清不了，他也清爽不起来，所以油腻的中年人最好多喝点儿茶。

但有的中年油腻男穿着对襟褂子，戴着手串，坐在茶桌前喝茶，聊普洱茶要涨价……做的是雅事，谈的是俗事，所以心理还是有问题。

一个真正健康的人是不臃肿、不油腻的，他有足够的气保障自己的生理需要。

顺便说一下减肥，减肥的人要先摆脱自卑感。所有认为自己肥的人，都瞧不上自己，接纳不了自己。我见过不少整容的人，整一次不行整两次，整两次不行整三次，有的整了十几次，整得面目全非。他的问题根本不在于长得难看，而是内心不接纳自己。

内在吸收了大量阴寒之气的人，身体的本能反应就是长肥肉保护自己。要解决的不是外面的那层肥肉，而是把内在的寒气消除掉。

现在很多人肥胖以后就去抽脂，抽完脂快速反弹，再抽，直到反弹不起来，有的人因此都抑郁了，甚至最后自杀。所以，我们喝茶不单是为了减肥，还是为了提高自己的生活质量。

“六碗通仙灵”：真正的茶道是通过喝茶悟道

第六碗更高级了，“六碗通仙灵”。《七碗茶诗》真是一首很高级的诗，把人喝茶以后身心灵的变化一步一步讲清楚了。

人们经常说茶道，都玷污了这个“道”字，把茶艺表演当茶道了，什么关公巡城、苏秦背剑……真正的茶道就是通过喝茶悟道，穿越时空跟古人产生共鸣，产生一种提前预感的知觉。

“七碗吃不得也，唯觉两腋习习清风生”：心情保持愉快

第七碗又回归到身体了，“七碗吃不得也”。为什么吃不得呢？“唯觉两腋习习清风生”。吃不得的意思就是喝到这儿就到此为止，见好就收吧。这时的感觉不是通仙、通灵，是又回归到肉身了。两个腋下觉得发凉，觉得有风，什么意思？腋下出汗了。

腋下有个重要的穴位叫极泉穴，这个穴位就是腋动脉的搏动处，我给病人做检查时经常要点这个穴。腋就是藏着、掖着，都在那儿窝着，所以腋窝是一个特别容易生病、积攒邪气的地方。

腋窝不通的大有人在，而且只要腋窝不通，人肯定睡不好。病人来厚朴做检查、治疗的时候，我都让他把两只手举起来，跟小孩子睡觉姿势一样，一点极泉穴，基本上都疼得嗷嗷叫。为什么？心里憋闷、憋屈的事情太多，想不通，然后就堵在这里了。如果你有很好的喝茶习惯，那么极泉穴就会保持通畅，心情就会保持愉悦。

很多人有狐臭，狐臭是天生遗传的。有狐臭会让别人难受，让自己舒服。别做手术切了，切完以后肉毒会排不出来。我以前说过，有狐臭的人可以多吃肉，少吃粮食；没有狐臭的人，就好好吃饭。

3 茶叶的分类：绿茶、白茶、黄茶、半发酵的乌龙茶、全发酵的红茶、后发酵的黑茶

接下来我讲一下茶叶的分类。茶叶不是按产地分类，而是按性质分类的。这个性质是什么？其取决于茶叶是乔木茶还是灌木茶。乔木茶一般都是大叶茶，灌木茶的叶子比较小。而且制作工艺也影响了茶叶寒热温凉的品质，影响了它对我们身体产生的作用。

我们主要是根据茶的性质和功效来分类。如果讲一方水土养一方人，那就得根据它的产地来分类，这个没必要。不发酵的茶应该低温保存，不见光。另外，放茶叶一定要注意避讳各种味道，茶叶性淫，它跟谁在一起就会吸收谁的味道。后来，评什么“十大名茶”“八大名茶”，就变成商业行为了。其实，很多茶名不见经传，但一方水土养一方人，在当地它是很好的茶，只是外地人可能不知道。

比如潮汕人都喝单丛，而且基本上一个家族传承下来的只有几棵树，所以外面的人也不是很懂单丛。人家不炒作，因为一炒作，价格上涨咱就喝不上了。

我在济南的时候，他们给我推荐了一种当地名茶，叫烘青绿茶，喝完以后有饥饿感，说明此茶有消食化积的效果。后来我去内蒙古，时隔几十年想回小时候去过的百灵庙看看，翻过大青山，路过一个叫固阳的地方，当地出产一种茶，人人都说这茶好，能降血糖，治糖尿病。我就买了一包回来一尝，发现是中药黄芩的叶子。因此，关于喝茶，咱们实事求是，不随波逐流、不跟风、不跟着炒作。

先说第一大茶类，也就是茶的本义，即绿茶。大家记住，绿茶一定是苦寒的，苦寒才能泻心火、清热解毒。但如果你不是心火旺、燥热，喝完

苦寒的东西就会难受。

绿茶的特点就是不让它发酵，保持原汁原味。阻止发酵的工艺叫杀青，就是阻止茶叶的酶转化茶叶本身。杀青的方法有炒青，我们经常看到个铁锅，人们在那儿炒青；还有晒青，就是在太阳下暴晒，不让它发酵；还有烘青、蒸青等各种杀青方法，都能阻止茶叶发酵。

绿茶的品种有很多，最著名的都跟产地有关，比如西湖的龙井，洞庭的碧螺春。碧螺春除了味道好，香气还特别浓郁，当地人叫“吓煞人香”。有种很好的单丛茶叫鸭屎香，我一直不理解，鸭屎怎么会香？还有黄山的毛峰、信阳的毛尖、蒙顶茶、径山茶，等等。径山禅寺是把茶道、茶文化传到日本的一个重要道场。还有四川的竹叶青、恩施的玉露、安吉的白茶（虽然叫白茶，但它是绿茶）、都匀毛尖、苍山雪绿、涌溪火青、平水珠茶、仙人掌茶、宝洪茶等都是绿茶。

冲泡绿茶的水温不能太高，85℃左右，就是水开了晾一会儿再冲茶，绿茶比较娇嫩。绿茶放的时间长了，基本上香气和茶气都没有了，只能填充枕头。如果放的时间长，保存又不得当，加上外面干燥，它就会吸附很多异味，冲出来的茶要多难喝有多难喝，但可以煮茶叶蛋。

绿茶一定要存放到冰箱里。我的茶课老师为了存茶，家里都不动烟火，怕厨房油腻的调料味影响茶，咱们倒没必要这么做。

第二类是微微发酵的茶，就是我们说的白茶。它没有杀青的工艺，新鲜的叶子就放在那儿自然干燥，行话叫萎凋。萎凋以后再晒干，而不是直接暴晒或烘干，还要过一道火。白茶不能说比绿茶寒，但寒性也差不多。我们经常喝的白茶有白毫银针、白牡丹、贡眉、寿眉，还有福鼎的白茶，等等。放置多年的白茶饼能当药用，清热解毒，可以抵得上金银花和连翘的作用。

第三类是黄茶。黄茶我们接触得不多，但它也代表了一种工艺，把鲜叶子先杀青，然后揉捻，闷黄，再干燥。这是一道特殊的工艺，在闷的过程中，黄茶也经过了一些轻微的发酵。我们在市面上能见到的君山银针、蒙顶黄芽、霍山黄芽，还有北港毛尖、鹿苑毛尖、广东大叶青等都属于黄茶。黄茶比白茶的发酵程度略微高了一点。

还有市面上常见的青茶，它属于半发酵，发酵程度基本上在 50% 左右，统称乌龙茶。最早广东的单丛叫乌龙茶，后来就把这些青茶都叫乌龙茶了，主产地是闽北，一般都是岩茶，比如大红袍、肉桂、水仙、北斗等。还有闽南的铁观音，铁观音的寒气比岩茶大一点。

台湾也有茶，是鲜叶经过萎凋、做青、杀青、揉捻、干燥、焙火而成。岩茶有的焙火大了，就会有一种焦苦的味道。半发酵茶的寒气比绿茶、黄茶、白茶都弱了很多，一般人也能接受。相对来说，没有经过焙火工艺的广东单丛的香气非常独特，但都偏寒。我好几次喝单丛喝得胃疼，就赶紧嚼块儿姜，或喝一口白酒。

比半发酵茶更高级一点的是全发酵茶，就是红茶，红茶制作工艺是中国特有的。我们叫红茶，外国人叫 black tea。红茶的性质不能叫热，只能叫温。最早的红茶是正山小种，出产于闽北桐木关，制作过程除了全发酵以外，还经过了松烟的烘烤，其实都是为了出口运输方便。全发酵茶就是鲜叶经萎凋、揉捻、发酵、烘焙、干燥而成。在闽北有各种红茶，比如正山小种、政和工夫、坦洋工夫等。其他地方有祁红、宁红，最著名的是滇红，也就是云南的乔木大叶茶。由于发酵能延长茶叶的寿命，扩大茶叶覆盖的范围，所以很多地方都想把鲜叶变成红茶，但有的地方不行。红茶是最适合北方人体质的一种茶，如果你喝红茶还胃疼，那干脆跟茶绝缘吧。

最高级的茶是黑茶。黑茶不是用自身的酶去发酵，而是渥堆，借助外界微生物发酵，我们叫它后发酵茶。比如湖南安化的黑茶、湖北的老青茶、四川的边茶、广西六堡的散茶等。也有人把云南普洱的熟普归为黑茶。黑茶是粗枝大叶，但不是粗制滥造，发酵程度更高，更有益于帮助人体消化油腻的东西。所以，黑茶成了边疆贸易的重要商品，游牧民族喝的都是大块砖茶，里面加牛奶、盐、炒米。普通人喝黑茶还有点儿受不了。

以上就是茶叶的分类。知其性，观其形，为将来如何根据它的性质来选择茶具、水温、冲泡方法先做一个铺垫。

第11章

绝大多数人得病是因为喝得不对

喝水是件大事，为什么是件大事？因为每个人对缺水渴死都有一种深深的恐惧，大家一听谁说一天喝八杯水，马上认同，早上起来一杯水，没事就多喝水。女孩子痛经了，男生只能说多喝热水，好像水就是治疗一切疾病的良药，其实我们现在的问题就是喝水喝多了、喝错了。

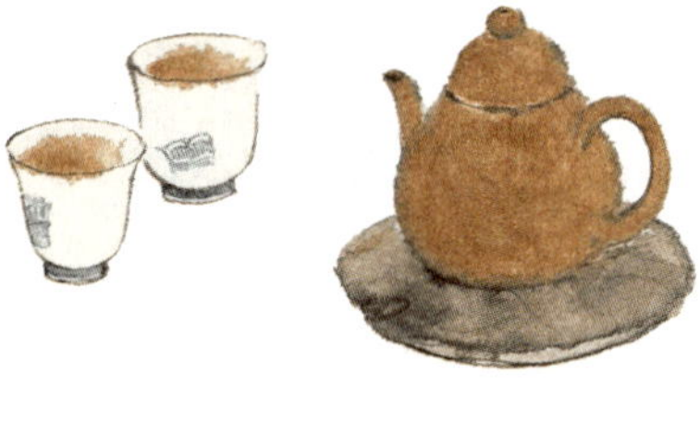

1 我们现在身体的问题就是喝错了

《黄帝内经》讲“食饮有节”，一个是吃，一个是喝，人生在世，吃喝二字。绝大多数人得病是因为喝得不对，所以我把这个问题单拎出来讲。

喝水是件大事，为什么是件大事？因为每个人对缺水渴死都有一种深深的恐惧，大家一听谁说一天要喝八杯水，马上认同，早上起来一杯水，没事就多喝水。女孩子痛经了，男朋友只能说多喝热水，好像水就是治疗一切疾病的良药。其实我们现在的问题就是喝水喝多了、喝错了。

关于水的问题，我先强调一下这个概念。我们现在喝的都是自来水，厚朴的院子有地下井水，但北京的地下水不是太好，咸的、碱的地下水多，完全甘的、清冽的少。所以北京人就喜欢喝茉莉花茶（香片），而且不是冲着喝，是闷一壶喝，用茉莉花的茶香把水的味道盖住。

现在因为南水北调，我们能喝上从湖北丹江口水库调过来的汉江水，水质明显有了很大的改变。

我说过，最好的水是从山上涌出来的泉水，这个水是活水，不仅要看水质，还要看水汽。我喝过几个地方的水，难喝。第一个是我老家山西黄土高原的水，水碱特别大，有的水还含氟，喝得人牙都黄了。我记得小时候我们家装水的暖壶内壁上结了一层厚厚的水碱。在 20 世纪 80 年代末，我陪同宿舍的老三去天津，喝天津当地的水，也很难喝，引滦入津以后，水好一点。还有一个地方的水特别不好喝，就是上海，虽然南方水多，但它属于黄浦江的下游末端，我喝上海的水就感觉消毒水的味道特别浓。

家里用自来水洗衣服、刷碗可以，真正轮到自己饮用、做饭、煲汤的时候，还是要用好一点儿的水。

我记得1993年给外宾讲中医时，看到人家喝瓶装水，我还觉得这帮老外真矫情。后来一想人家喝很干净的水不是矫情，人的肠胃功能都比较弱，突然到一个陌生的地方喝那里的水，容易上吐下泻，这就是水土不服。

我们喝水应该先在身体外下功夫，让水干净、清洁、有活力，然后煮开放凉了喝，这时就能减轻肠胃很多负担，不然留不出更多元气发展智力，这就是古人的原意。中国人喝开水到现在都被人诟病，我们被PUA了多少年？有人跟我抬杠说："老外喝冰水都没事。"我说："是，那是老外，人家有狐臭，你有吗？人家腿上长长毛，你有吗？"有些中国人送孩子到美国上小学、中学，学校居然规定不许带保温杯进去，因为开水有可能伤害到别人。

不管走到哪儿，我建议还是保留自己的饮食习惯为好，祖祖辈辈多少年遗传的就是这种体质，如果马上跟外国人学喝冰水、凉水，最后就会闹一身病。

2 很多过敏性疾病、消化不良、痛经等问题，都跟夏天吃冰有关

我们小时候喝的都是开水，到了夏天就吃冰棍。我感慨因为家里穷没钱买冰棍，使我们少得了很多病。现在大家都有钱了，有机会去作、去造，给自己和孩子带来很多病。

吃冰是现在伤害中国人身体的一个最大问题，为什么说伤害？人为制造出的很多东西，让本来纯天然进化来的生物突然不适应。如果非要通过人为的手段，用人工的方法在夏天制冰，然后去吃，这对人体的伤害是

很大的。现在很多过敏性疾病、消化不良、痛经等问题，都跟夏天吃冰有关。

有人说：“古人夏天也吃冰啊。”对，但是古代的冰少啊。在古代是这样的：三九的时候，工人们就拿冰铲子把方方正正的冰块铲出来，房山有喀斯特地貌，天然的溶洞里气温很低，即便在夏天，溶洞的温度也能保持在 0℃左右，所以他们把冰储藏在溶洞里，夏天再把冰块拖出来装在马车上，赶车进城给王公贵族们送去，让他们放在家里降温，或切成冰屑吃。

赶车送冰的伙计们有个习惯，那会儿没有保温杯，他们进了前门第一件事，就是敲边上的住户或商铺的门：“劳您驾，讨口热茶喝。”喝完了以后，从车上敲下几块冰作为报答。这帮伙计自己拉着冰，为什么不吃冰？因为他们知道吃冰不解渴，越吃越渴。

我们现在受西方文化的侵蚀，其中一个最大的问题就是冷饮和冰制品的入侵。这个问题在哪儿呢？我给你讲道理你不信，然后吃出病来你就信了；也不一定，有的人吃出病也不信，她认为痛经跟吃冰没关系。还有的人身体不好，我们说你身体不好，别去跑马拉松，人家偏要跑，结果一头栽在那儿倒地了，人们赶紧给他做心肺复苏把他救活。你知道他起来干的第一件事是什么吗？又去跑马拉松了。所以生死、疾病已经教育不了人了，有的人有一种固定的观念。

我建议从你开始，夏天不给孩子吃冰激凌、喝冷饮，让他们喝热水、喝热茶。我们小时候一是家里穷，没钱买冰棍；二是家里的教育习惯，夏天不让吃冰激凌，所以我只能很眼馋地看着同学们吃冰激凌。

3 冷饮，伤害了中国人的体质

现在有很多十几岁的男孩子都得痛风，他是喝啤酒还是吃海鲜了？其实就是果糖导致的，喝多了碳酸饮料造成的。我不止一次说过冷饮的危害，以前我说“四大不能吃”，里面就有冷饮。

冷饮的危害有以下几点：第一，这种冰凉的东西进到胃里以后，会让胃失去知觉。我喝过冷水，那会儿家里是打井水，装到一个水瓮里，然后拿瓢舀起来喝，当时跟人比喝冷水，喝得我后脑勺都疼。冷饮喝进去以后，首先降低胃的温度，降低膈肌的温度，保证呼吸的膈肌被麻痹，然后影响气管和肺，哮喘的问题就会出现，开始是急性、过敏性哮喘，接着变成慢性哮喘，最后得一辈子用激素药。

我跟梁冬对话《黄帝内经》的时候说过，我小时候在农村看见大人们拉着牲口干一天活，骡子、马、驴都出汗了，渴了就跑到槽里喝水，拔凉拔凉的井水倒在槽里，这时农民就在槽里撒一把干草。我当时觉得他们有点儿欺负牲口，后来才发现人家知道骡子、马、驴热了也焦急，想喝凉的，如果不撒这把干草，它们把凉水咕嘟咕嘟喝了，喝进去以后就炸肺了，呼吸出现问题，它就干不了活了。往水上撒一把干草，它喝一口就会呛鼻子，需要抬起头喷一下鼻子，然后一口一口地喝，这种方法减缓了它们的喝水速度，也减少了凉水对它们的伤害。

后来我看《闯关东》里也有这个细节，他们逃荒的时候路过一个村子，跟一个大妈要碗水喝，那是一碗凉井水，大妈也往上面撒了一把干草秆。当时要水的人还有点儿急，以为大妈欺负他，大妈就跟他说：“你着急赶路，这么喝水会喝坏了，要一口一口地喝。”

电视里有一个冷饮广告，是一帮小伙子在打球、跑步，浑身是汗，热气腾腾，这时来了一辆拉满冷饮的车，他们打开后面的门，拿起冒着冷气的冷饮就咕嘟咕嘟地喝，这样很容易喝出病来。

因此，我劝大家喝热水，至少喝凉白开、喝茶，养成一种生活习惯。

4 少喝糖水，少吃糖，多吃苦

含糖饮料对人体的伤害很大，多少年前我就说少吃水果、少吃果糖，没人听，到现在大家才知道果糖对人的危害有多大，而且果糖有成瘾性，喝完以后会不停地想喝。如果喝茶上瘾倒好办了，总想喝点儿热茶，实在没茶用紫砂壶沏杯白水，还有茶的味。

在饮料这件事上，中国人经过几千年的智慧积累得出了一些结论。

我小时候生病有两个好的待遇，一个是能喝碗糖水，再好一点能喝一杯橘子汁。因为那会儿很少吃糖，现在想想当时的生活方式是最健康的。糖水要少喝，要在特殊情况下喝，而且老人们都说："热了以后喝杯糖水败败火。"说明糖水其实是寒的。可能有的人会说那我喝碗红糖水，我告诉你，冰镇辣椒也是热的，红糖再温也是寒的，只要它是糖。只有麦芽糖相对好一点。所以最好少喝糖水、少吃糖，要多吃苦。

吃苦就涉及喝咖啡，喝咖啡是为了什么？

世界上有三大饮品，分别是咖啡、茶和可可，但真正挣钱的是三大饮品之外的含糖饮料。咱们整天宣传吸烟有害健康，其实喝含糖饮料比吸烟更危害人体健康。

不管是乔木还是灌木，从植物的身体来讲，我们说根、茎、叶、花、果、实，植物最精华的部位在它的种子里，外面包一层果肉，比如桃、苹果，以此吸引动物来吃它，顺便把它的种子吞到肚子里然后传播出去；营养价值相对高的是果实、根茎，叶子的营养价值不高，但能帮助消化，所以叶子都有一种舒放、舒展、舒发的作用。中药里我们有时用紫苏叶，有时用紫苏梗，有时用紫苏子，就是根据疾病严重程度的不同来选择。所以，喝茶喝的是叶子，能消食化积。

咖啡是我非常推荐的一种饮品。咖啡是植物的种子，营养价值比茶叶高，经过烘焙出来的咖啡，比茶更能醒神、提神，让人有一种被唤醒、兴奋的感觉，所以很多人喝咖啡上瘾，甚至叫“续命”，没有咖啡的刺激就觉得好像缺点儿什么。另外，喝咖啡不是为了解渴，就像我们喝茶也不是为了解渴，真正喝茶是喝它的苦味，然后生津止渴回甘。其实，咖啡补充了我们生活中特别缺少的一种滋味——苦味。所以对苦味的咂摸是对生活有益的补充，能喝咖啡的人是讲究人。

中国人最早接受的咖啡是速溶咖啡，其实现烘焙现磨出来的咖啡是最好的，如果讲究就这么来，如果不讲究，挂耳咖啡也挺好的。就怕咖啡伴侣，用的是植物油脂，是最不好消化的。

5 整天拿着保温杯的人应该提醒自己：是否需要喝这么多水

人退化成什么样了，连喝水都得教，没办法。大家想一下猫和狗怎么喝水？都是一口一口喝，拿舌头卷着水往嘴里送，没见过猫和狗咕嘟咕嘟喝水的，这么喝水能把它呛到。

因此，咱们喝水还是要先恢复知觉，你可以无知，但不能无觉。觉是什么呢？吃饭的时候先问自己饥不饥、饿不饿、馋不馋，为什么要吃？

不饥、不饿、不馋，就是你妈认为你该吃了、你爱人认为你该吃了、习惯性到点要吃了……这都是错的。喝水也是这样，我跟大家说不渴不喝，马上就有人怼我：“啊？等你渴的时候已经脱水了，已经不行了。”

我假定你是正常人，正常人应该是有“觉”的，渴了以后喝水感觉是甜的，不渴的时候喝水要么会觉得水没味，要么会觉得水有股腥味。所以，不渴不喝。

现在很多学中医、认同中医的人都拿一个保温杯，这是好事，至少是喝热水，但拿保温杯也是有问题的，你真的那么渴吗？真的那么缺水吗？还是把喝水当成一个习惯，认为每天都得往肚子里灌几杯水？我以前出去讲课基本都是连续讲两三个小时，最长时是四个小时，中间基本不喝水。不是因为主办方没准备，而是因为我不渴，我讲的时候有唾液，嘴里是滋润的，所以没有想喝水的欲望。

有一种现状是，很多人觉得渴，但这种渴不是生理需要，是心理上的一种焦躁反应。喝水是消除不了这种焦躁的，这时喝进去的水就成了负担和累赘。

这有两种情况：一种是喝进肚子里的水不下去，一拍肚子咣当咣当都是水声，不拍肚子水走肠间，沥沥有声。这就说明你喝进去的水变成水毒了，我们叫水饮病。有的人表现比较强烈，喝完水以后开始心慌、心跳加快，这叫水气凌心，已经算是病了。还有一种情况是喝多少尿多少，不停地喝，不停地尿，还说自己排毒，这更是有病了，已经喝得肾虚兜不住了；有些女性，咳嗽一下会尿出来，这也是水喝多了。

碰到这种特别焦躁，但又不能喝水的情况，怎么办？

很简单，喝水漱漱口，把它吐掉就行了。中医临床上有个症状叫渴不欲饮，就是尽管嘴唇都干裂了，嘴里也没唾液，但也不想喝水，这时就用水润一下嗓子、润一下嘴唇，然后把它吐了。

还有的孩子特别想喝冷饮，你也用这种办法，给他买瓶冷饮，告诉他漱漱口，吐掉别喝，就能缓解焦躁的心理。

其实这时喝杯热茶是最好的。

中医已经把水毒当成一种病来治了，需要用中药来调养。北京有一种经典小吃叫“茯苓饼”，茯苓是寄生在松树根上的一种菌，一般都是白色的块，用它煮水喝，就能把身体里多余的水排出来。还有我们经常用的调料肉桂，用肉桂煮水喝也能把肚里存的坏水化掉。

如果胃特别寒，大家可以喝点儿生姜煮水，放到不烫嘴的时候喝，既有利于暖胃，也能把水化掉。

6 喝碳酸饮料，对身体伤害巨大

碳酸饮料占据着饮料市场的半壁江山，但我一直反对喝碳酸饮料。我们吃饭是吃有形有质的东西，很忌讳把空气吞到胃里。如果吃饭时说话或上气不接下气，呼吸急促、狼吞虎咽，很容易把空气吞到肚子里，这时就会胃疼，直到能打嗝、放屁才有所缓解。

我们呼吸空气，不能把有形有质的东西吸到肺里，不然会呛、会咳，甚至会憋死。这就是阴阳，阴的东西进胃，阳的东西进肺。但碳酸饮料干了一件特别坏的事，把二氧化碳气打到饮料里，然后人把饮料喝到胃里，胃把饮料加温，废气就从胃里冒出来了。

喝完碳酸饮料的人都会打一个嗝，觉得很舒服，其实这不是胃肠蠕动打出来的嗝，而是肺气顶着打出来的嗝。如果嗝打出来还算好的，但很多人的嗝往下走或往里走。我摸到很多病人的身体里是有小气泡的，就像塑料薄膜一样的小气泡，我会把这些小气泡一个个捏破、捏瘪。

这就是碳酸饮料对人体最大的伤害：无形的气进入有形的胃里，在里面溶解，变成气体出来，会通过气化带走很多热量，所以很多人觉得喝碳酸饮料又凉又爽，但凉爽的背后是对身体造成的巨大伤害。

喝啤酒、香槟或气泡酒，里面也会冒出一些小气泡，这是酒精发酵以后自然产生的东西，还算好一点，但我们现在喝的碳酸饮料都是用工业方法把二氧化碳气加压打到饮料里，因此喝碳酸饮料就是在喝废气。所以，别让孩子碰碳酸饮料，这辈子也别让他碰，还是培养对身心有益的喝水习惯为好。

7 好水果不会被做成果汁

另外再说一下果汁，果汁在饮料市场也占据很大份额，有桃汁、橘子汁、葡萄汁等，现在做得更高级，果汁里还带点儿果粒，想说明它不是拿香精、色素调出来的。果汁实际上是这样的：第一，好水果，不会做果汁，它能卖个好价钱；第二，即便真是用水果做的，水果含量也很低，可以看一下百分比，剩余部分就是添加的果糖。

我反对喝果汁，和吃水果一样，它对我们的身体伤害太大了。

有人问，喝现榨的果汁怎么样？好一点，但也别常喝，为什么？因为现在大家为了挣钱都是用催熟剂、膨大剂让水果提前成熟。

2021 年 7 月，我到山东、甘肃访问，去山东时发现看不见田地，全是大棚，到甘肃一看，也都是大棚，我就知道大棚已经遍地开花了。当时天热，路边有瓜果摊，我们买西瓜吃，西瓜挺大的，瓤也挺红，籽也挺黑，但吃到嘴里就是一股生味。

我说：“西瓜怎么这样？”后来了解到，第一，大棚种植能提前卖个好价钱；第二，催熟，喷各种激素，水果能长得很大。这种既不符合自然常理又对身体有害的东西，你干吗要吃它？干脆就不要吃了。

现在喝无糖可乐怎么样？代糖怎么样？我告诉你，千万别碰，为什么？全是工业化生产出来的东西，我们人类生存了几千年都没碰过，它会欺骗身体吃进了甜的东西，但又没有甜的效果，对身体发出一种错误的信号。

8 乳糖不耐受就是老天爷告诉你别喝奶

还有喝牛奶，我看到很多外国人把牛奶当水喝。汉语里有个词叫“断奶”，意思就是小孩子大概三岁，特别是换完牙以后，就已经不适合喝奶了，最好正常吃饭、正常喝水。

我反对喝牛奶，是因为中国几千年的历史，就没发展成一个喝牛奶的民族，而且不喝牛奶，也没影响我们中国的人口质量。

能喝人奶要尽量喝人奶，如果妈妈没有奶，或者妈妈在哺乳的时候来月经了，这时就要断奶，寻找替代产品，比如给孩子找个奶妈。万般无奈之下，实在没招了才喝牛奶，这个习惯是近百年才改变的。但是你看一下牛、马、驴，这些动物生下来的崽能站起来跑，它的奶是起到这方面作用的。人的孩子哇哇哭，多长时间才能翻身？半年。多长时间会走路？一岁。你就想想，让牲口奔跑的奶和让脑子发育的奶能一样吗？而且我们喝的牛奶都不是牛妈妈怀孕产的奶，而是牛妈妈被打了激素以后产的奶。

原来还有一个挤奶的姑娘拿手挤，现在都是橡皮揣子一样的工具套进牛的乳头上吸奶，这样牛妈妈的乳房容易破损感染得乳腺炎，在这个过程中又不能让它停止产奶，就打抗生素。

有研究说中国很多人喝牛奶拉稀，这是对乳糖不耐受，就是老天爷告诉你别喝奶了。

有同学又问那能不能吃点儿酸奶？你怎么就跟奶过不去了呢？

我上大学的时候，北京卖的瓷瓶酸奶五毛钱一罐，在当时已经很贵了，插着很粗的吸管，掀开盖还有点儿臭臭的味道，但真的很好喝。

现在瓷瓶还在、吸管还在，但喝的酸奶不是以前的味儿了，知道为什么吗？因为菌种换了，现在所有的食品工业都变成了商业，目的是挣钱。以前我们喝的好喝的酸奶是自然乳酸菌发酵的，但乳酸菌发酵以后它的保质期就不长。

现在经过科学家的研究，换了一种菌种，学名叫德氏乳杆菌保加利亚种，保质期从一周变成三四周，保质期是延长了，但味道不好了。

你觉得酸奶好喝，是因为乳酸菌对你的身体有益，酸菜、泡菜、馒头都有菌。但你最好先研究一下酸奶是不是好奶，乳酸菌的菌是不是好菌，再决定喝不喝。

9 夏天最应该喝酒酿、浆水、绿豆汤、酸梅汤

夏天的时候，喝一点儿经过细菌发酵的饮品，比如酒酿，是最好的，解渴的效果比喝白开水更好。酒酿其实就是醪糟汁，醪糟汁是甜的。原料主要是糯米，其中的淀粉分解成葡萄糖，对人体是有益的。

以前说“箪食壶浆，以迎王师”，意思是王师来了，我们去慰问，不是挑着白开水去，里面装的是浆水。

在甘肃和陕西有一种面叫浆水面，浆水就是用面汤和其他佐料发酵而成的，味道酸酸的。浆水也是夏天解暑的饮品，夏天人的胃肠道温度低，很多酶不工作，很多有益的肠道菌群也不工作，这时需要补充一些发酵的

饮品。

夏天也有很好的不发酵的饮品，比如绿豆汤。可能有人会问：“绿豆不是寒的吗，怎么还让我们喝绿豆汤？”是这样的，夏天先摸摸肚子，如果肚子是热的，也很渴，可以喝点儿绿豆汤。绿豆是寒的，要热着喝。

夏季最好的饮品是酸梅汤。酸梅又叫乌梅，是一味中药，经过君臣佐使的搭配，它的酸寒收敛变得平和，滋阴润燥的功效得到体现。有个词叫望梅止渴，一想起杏、梅子，舌底下就出津液了。但要记住，如果摸着肚子凉，骨头都凉，还有痛风的人，坚决不能喝酸梅汤。

有人说那就买包装好的酸梅汤喝，我是反对的，想想包装饮料为什么不坏？喝酸梅汤还是自己在家做比较好。

10 珍珠奶茶：让人瞬间得到一种快感，但对人体造成的伤害也比较大

最后谈一下风靡社会十几年的另一种饮品——珍珠奶茶。珍珠奶茶也是我深恶痛绝的一种饮料，它非常迎合大众口味，但对人体造成的伤害也比较大。

珍珠奶茶的发源地在台湾，当地人一开始用牛奶，后来就换成了植脂末，调了当地产的木薯粉。木薯有点儿像咱们吃的红薯、山药，它是块茎，不是种子，也不是果实，里面含淀粉，提取出来做成饮料里的添加剂。珍珠奶茶有什么好处呢？第一，它甜。第二，它满足了人们对口感的一种追求，我们吃东西、喝东西追求色、香、味、形、触，它有一种触觉的快感；另外搅动以后有一种气泡，像珍珠一样。里面少不了糖，即便声

称无糖，也用了一些糖的替代品，制造出一种非常甜的味道。

我说过很多人喝饮料并不是为了解渴，而是因为无聊，没事干总想往嘴里塞点儿东西，而这种甜品让人瞬间得到一种快感。这就是“奶头乐”，给点儿甜头、好处就上当。少数意志坚定的人可以抵制这种诱惑，但大多数人基本喝一次就上瘾。

我接触过的病人里有一天要喝十几杯奶茶的，最后喝出了一身病。珍珠奶茶也传到了日本，被喜爱的程度超乎想象，以至于日本的黑社会山口组最后都去开奶茶店了。

我还是提醒大家，你只要学过《美食课》，就要养成喝茶的习惯，远离这些含糖高的饮料，就像远离毒品、香烟一样。

自己越想吃甜的时候，越要吃点儿苦的，苦了以后有回甘，这是最好的。

11 啤酒：修道院里的修道士酿出来的饮料

茶的后面就要讲酒了。不用说，夏天卖得最好的酒，就是啤酒。

啤酒是典型的外来饮料。啤酒跟修道院有关，是修道院里的修道士酿出来的饮料。它的出身很纯正，是用小麦芽、大麦芽发酵，加了酒曲，最后酿成一种口味偏甜或偏酸的饮料，有点儿像咱们中国人喝的米酒或稠酒（陕西有小麦酿的甜胚酒）。

啤酒还有一种特别的味道——苦味。这种苦味来自啤酒花，它长得像花，其实是花的种子，味道虽苦，但有一种清香。啤酒里加了啤酒花就变得微苦，有点儿像喝茶、喝咖啡，喝起来有一种比较清爽的感觉。

最早没有低温发酵啤酒，因为当时没有制冷技术，就在常温下发酵。

啤酒对欧洲人最大的贡献是避免了传染病的流行。欧洲当年流行鼠疫死了几千万人，因为外国人都喝生水，而感染了鼠疫杆菌的老鼠污染了水源，导致疾病传播。中国人喜欢喝开水避免了很多传染病的流行，外国人没有这个习惯。

啤酒传到中国也是近现代的事，中国最早做啤酒的是青岛。德国当年侵占了青岛，也把制造啤酒、葡萄酒的技术带到了青岛。因为青岛的水比较好，加上采取比较传统的工艺和原材料，使得青岛啤酒独树一帜。在国际市场上，青岛啤酒也算得上一号。

我当年在美国的时候，有时候想家了，就跑到酒馆里买两瓶青岛啤酒回去喝。青岛啤酒喝到嘴里那种清冽的感觉，是其他啤酒所没有的。

我记得六七岁的时候，有一次我爸骑自行车带着我和我妹去一家小饭馆，给我俩每人买了两团冰激凌，给自己买了一碗啤酒。我们当时不知道那叫啤酒，觉得是肥皂沫，回家跟我妈说："我爸喝肥皂沫。"后来才知道那就是啤酒。

上大学以后，同屋的同学有时喝啤酒，那会儿不仅有燕京啤酒，还有北京啤酒，当时就开始喝冰镇啤酒了。

最早大家都说啤酒是液体面包。还流行一个说法叫啤酒肚，意思是喝啤酒的人肚子都极度肥胖。后来慢慢接触了我才知道，我们现在喝的啤酒不叫啤酒，而是啤水。为了降低成本、提高销量、扩大产能，在原材料供应不足的情况下，厂家纷纷用其他淀粉代替原来的大麦和小麦。我接触过的有用玉米淀粉替代的，有用大米替代的，还有用土豆淀粉替代的。啤酒花的产量不高，价格也比较高，为了降低成本，有些厂家就用啤酒花浸膏，其实跟加香精、色素一样，有啤酒花的味，但不是啤酒花。

现在的啤酒越来越不像以前的啤酒了，基本上你喝过好的啤酒以后，再喝这些啤酒，会觉得根本没法喝。现在一瓶啤酒比一瓶矿泉水还便宜，可想而知它的里面是什么。以前的大麦芽和啤酒花还有点儿消食化积的作用，现在各种原材料作假，对中国人的伤害越来越大了。

我到日本生活以后，发现日本的啤酒特别好喝。当时我不懂日语，也不知道哪个牌子好，但我有个习惯：哪个最贵我就喝哪个。因为日本市场成熟，他们的啤酒定价管理非常严格，是根据酿造啤酒里所含的麦汁浓度来定价的。也就是说，原材料必须是真的，必须用大麦芽或小麦芽。如果用大米淀粉或玉米淀粉替代，定价就上不去。

在中国，啤酒因为没有大麦的麦香味，没有醇香的味道，于是就以鲜爽、干爽为卖点。

如果大家夏天想喝点儿啤酒，最好喝国外进口的啤酒，酒瓶上都贴有标签，介绍里面含什么，如果看到它就含三种东西：大麦、小麦、啤酒花，就喝它；如果含的是淀粉、啤酒花浸膏，就别碰。挑选啤酒基本上如此。

好的啤酒喝到嘴里有啤酒香，喝到肚里很舒服。而且我个人觉得，夏天不要喝冰镇的，把啤酒在阴凉的地方稍微放一放就行了。我们现在说啤酒对身体不好，原因有二：一是原料有问题，二是大家现在喝冰啤酒等于喝冷饮。啤酒冰镇了以后，冰冰凉、透心凉，里面也不是发酵的自然气体，而是打进去的二氧化碳，最后喝了一堆碳酸饮料。还有的人一喝就一箱，那不是喝啤酒，而是灌水，不停地走肾，喝完啤酒不停上厕所。

我印象最深的一次喝啤酒经历，发生在我到冲绳游学期间。冲绳人喝泡盛，是一种度数很高的白酒，日本其他地方的人一般喝不了那么高度的白酒，他们都喝清酒。我们在冲绳参观了一家当地的啤酒厂，排队进去参观从蒸麦子发酵到酿出啤酒的整个过程。参观完后每人到吧台领了一杯鲜榨出来的啤酒，还领了一小包花生豆。那杯啤酒是我喝过最好的啤酒。

我喝完那杯啤酒以后，跟我老婆说："咱们再排一次队吧，我还想喝一杯啤酒。"如果你喝完啤酒后没有这种感觉，那就是喝了一肚子坏水，真是得不偿失。

其实，喝啤酒是一种精神上的满足和需要。开瓶啤酒，看着啤酒倒出

……后慢慢再品，特别惬意。

……响最大的一部电影叫《肖申克的救赎》。电影里安迪去给……间警长抱怨说有一笔遗产要交税，然后安迪主动上前提议……他也不要什么报酬，条件是给铺沥青的几个哥们儿买几瓶……件事办成以后，夕阳西下，大家大汗淋漓，旁边放了一桶……有弗瑞曼解说："像自由的人在自己家的屋顶上惬意地喝杯……察是小瓶啤酒，真正喝啤酒的人是喝小瓶啤酒的，大概……毫升。

……实是很高级的事，它从一种生理上的需求上升到了精神……我们把这件事糟践成饮驴、饮马，真是太煞风景，暴殄

……酒要讲究放松

……自修道院，特别符合劳苦大众或非正式场合喝。所以……松、随意，氛围好，认识、不认识的人坐在一起，就可以很开心地享受。

很多人吃饭时总喜欢挑别人毛病，数落别人，说这个有营养，那个没营养，这种行为真是特别矫情、让人讨厌。我说过吃什么不重要，吃饭的心情很重要。为什么不去营造一起吃饭、一起喝酒、一起享受生活的良好氛围，非要搞得不愉快呢？

我的观念是喝啤酒要讲究放松，慢慢形成小众的、有点儿品味的习惯。喝啤酒的状态要随意，但也别太随意了。

在青岛，人们常到厂里或直营店买鲜啤酒，拎着装有啤酒的塑料袋往家走。我觉得还是要讲究点儿，既然有喝啤酒的习惯，家里应该有一个类似保温桶或保温杯的东西，可以拎着它去打啤酒，既保温，还能保持啤酒的压力。回家以后洗俩啤酒杯，把啤酒沿着杯壁倒下去。看看金黄色的液体，上面泛着白色的沫，很惬意地呷一口，这才叫生活。所以我说在吃饭上不讲究的人，对生活的态度也就那样，我们还是应该把吃喝当个事儿。

13 格瓦斯：非常好的发酵饮品，酒精含量非常低

下面介绍另一种软饮料——格瓦斯（俄语：kbac），我小时候喝过，现在不怎么喝了。格瓦斯是一种非常好的发酵饮品，酒精含量很低，啤酒的酒精含量一般是4%~5%，也有高的，格瓦斯的酒精含量一般不到1%。

格瓦斯是从沙俄传过来的。沙俄经历十月革命，很多沙俄贵族是被革命的对象，他们逃到了哈尔滨、新疆，把他们的一些生活习惯、饮食方式带到了中国，比如红肠、罗宋汤、大列巴等，格瓦斯也传进来了。

他们把已经发酵、蒸好的面包放在一起，加点儿糖或酵母菌再一起发酵。严格控制发酵程度，不让它过多地变成酒。最后经过高温灭菌，就出现了具有独特风味的发酵饮料格瓦斯。味道有点儿甜，但不是很甜，有点儿香气，微微发酸。再加上它本身就有一些气，又在低温下喝，喝起来很过瘾、很解渴。因为酒精含量特别低，所以可以多喝。

大同也出很好的啤酒和饮料。大同做鸡蛋的厂叫蛋厂，出过格瓦斯，我喝过，但莫名其妙就消失了，没人再做了。后来才知道，就是因为他们

最后这道高温灭菌、灭活的工艺不过关，以至于装瓶以后还在持续发酵，导致玻璃瓶炸裂伤人，最终不得不停产。

有人问我喝酵素怎么样，我的建议是水果类制剂还是别碰。再怎么好喝的饮料，如果是拿果肉或果汁发酵的，最好还是别碰。

14 葡萄酒：只是调气味、调情的成分偏多了一点

“葡萄美酒夜光杯，欲饮琵琶马上催。醉卧沙场君莫笑，古来征战几人回。”葡萄美酒是汉朝开拓西域时从西域引进的，我们开始种葡萄，然后酿葡萄酒。葡萄酿酒跟我们传统的酿酒方法不一样，我们的黄酒、米酒是用植物的种子加酒曲酿出来的。

葡萄是果，不是实，葡萄籽是实。它自带发酵系统，也就是说，葡萄熟了以后，你不用管它，就在那儿放着，它自身带有一种降解的酶，会把自身的果糖、葡萄糖分解成酒精。

葡萄酒是纯天然的用自身酶发酵的酒，确切地说是果酒，不是粮食酒。从出身来看，它的营养价值不是很高，只是调气味、调情的成分偏多了一点。

中国人把葡萄酒的价格炒得很高，满世界全是八二年的拉菲。其实葡萄酒跟米酒一样，放的时间越长越不好。清酒和米酒都是头年的最好，非要把它放二十年，它就变成醋了。

现在喝西方的酒被炒作成一种风潮，大家觉得很优雅、高级，马上跟西方贵族联系到一起，连拿葡萄酒杯的姿势都有讲究，要是手挨着杯底就

觉得土，后来他们发现原来英国女王也托着拿，就不说话了。一个普通的饮料变成鄙视链上重要的参照物，真是太可悲了。

葡萄酒就是酒，而且是佐餐的。我非常推崇西餐吃不同的肉配不同的酒的做法。厚朴专门开了西餐课，教大家制作西式的美食，其中有一项就是品酒。大家记住是品酒，不是喝酒，不是灌酒。

葡萄酒简单分为白葡萄酒和红葡萄酒，如果再细分，还有一种叫香槟。我喝了这么多年酒，没对酒产生过感情，但对香槟产生过一次，喝完以后觉得很幸福。

当时我给法国大使馆的一个老太太治好病以后，她设家宴请我吃西餐。当时喝她开的那个香槟，我就觉得，哇，真好喝。

香槟是产地名，好像茅台一样，出产在其他地方的白酒不能叫茅台，但香槟有个统一的名称叫气泡酒。

还有一种酒叫冰酒，是用冬天冻过的葡萄酿出来的酒，很甜、很稠，很受女士喜欢。

我有一次喝香槟，是一小口、一小口喝的，喝完以后不停地咳。这就是形寒饮冷，伤肺。如果天凉了，吃的、喝的东西凉，会造成膈肌痉挛，人就会不停地咳。其实很多人是寒气和寒痰积在肺里，造成咳嗽、哮喘，长期不愈。

有人会说："外国人喝凉的，我们就热着喝呗。"外国人也有煮葡萄酒喝的，他们得了感冒以后煮葡萄酒，泡上柠檬或生姜，喝了以后发汗。

受西方的影响，中国人现在改喝啤酒、葡萄酒。这两种酒，都可以冰镇喝，但是喝冰镇的东西会把我们的身体搞坏，我是不推荐的。

15 米酒和黄酒：既愉悦精神，又激发情欲

接下来介绍中国最传统的饮品，既能愉悦精神，又能激发情欲，让身体放松，达到暂时忘我的状态，这就是米酒和黄酒。

这两种酒是热饮。有人说喝凉的还不解渴，为什么要喝热的？我告诉你，夏天可以试一下，在你最热的时候洗冷水澡舒服，还是洗热水澡舒服？洗冷水澡是当时觉得舒服，洗完以后浑身燥热，然后你又想去冲，恨不得把自己泡在水池子里；这个时候你洗个热水澡，当时觉得挺热，但洗完会浑身清爽。这就是辩证法。

做人一定要摒除“奶头乐”，当时那点儿痛苦咬牙忍住了，后面是无穷的快感。大家记住，烫一壶米酒或黄酒喝，是最解乏、最解渴的。

我们北方人跟米酒接触得比较少，南方更常见。我第一次知道醪糟汁，是在东直门医院针灸科实习的时候，从一位姓范的老师那儿知道的。范老师是南方人，我们实习生帮范老师干活，范老师中午就和我们一起吃饭。我们都在食堂吃，而范老师自己带饭，他打开一个饭盒，我们一闻特别香，里面是醪糟汁。第二天范老师带了两盒，也给我们实习生吃。吃完我就觉得它是连汁带水，味道酸酸甜甜的，还有点儿酒的味道。后来接触了醪糟鸡蛋、醪糟丸子等，才知道南方人还把酒酿当成调料。

后来我到南方吃了很多拿酒糟腌制的菜肴，比如鸭舌、肚等，那个香气真是让人难以忘怀。南方人平时做菜喜欢烹点儿料酒，其实就起到了一个增香的作用。所以我说对酒的理解，北方人可能比南方人浅一点。

当年我读《水浒传》的时候，对英雄豪杰很是佩服，他们动不动就一大碗酒，武松三碗不过冈，那是什么酒？就是醪糟汁。

你看书里说的是：“店家，筛碗酒来。”什么叫筛碗酒？如果不筛、不

过滤，就连米粒带汤给你端上来了。你要筛一碗酒，就把米粒过滤了留下白的，跟熬大米粥的汤一样，那是醪糟汁。

为什么在酒里可以下蒙汗药呢？因为酒是不透明的。武松到十字坡的时候，他知道孙二娘要给他下药，他就说酒是越浑越好，越浑说明酒的浓度越高。

醪糟汁发酵的时间再长一点，就变成了我们现在喝的米酒或黄酒，浓度会高一点。如果它再经过各种过滤，包括调它的颜色，比如用活性炭过滤，最后它就变成了清酒。中国的黄酒给大家一种印象，总是一种琥珀色、褐黄色，日本的清酒是无色透明的。我们说“一壶浊酒喜相逢”，浊酒是什么？就是没有过滤的醪糟汁。

酒有辛香味，但放的时间长了就会有酸味，变成醋。所以在很多酿酒或过滤酒的过程中，会加入草木灰。草木灰是碱性的，经过草木灰过滤以后，酒的酸味就减弱了很多，变成醇。我们说这个酒很醇，醇的意思没法解释，它是一种口感。但醇有两个特点，第一不甜，第二不酸。

我们现在到绍兴，有很多酒馆自己酿酒，打上一壶喝会发现齁甜齁甜的，说明发酵程度不够；如果是酸不拉几的，就说明发酵得有点儿过头了。大家品米酒或黄酒，千万不要和白酒、葡萄酒相提并论。

大家记住，米酒都是现酿的，但头年酿的是最好的，放的时间越长口感越差。可现在很多做黄酒的厂家，都在宣扬自己的黄酒是多少年的陈酿。大家千万别瞎跟风，拿白酒、葡萄酒的概念说黄酒。

黄酒都是温着喝，酒会把热性带到血液里，然后从血液里透出一股热气，让你浑身暖洋洋的，很舒服，再出点儿汗就更好了，所以中医历来是把酒作为药引子。

现在人们盲目跟风，把黄酒冰镇着喝。我去日本发现他们也把黄酒冰镇着喝，还专门设计一种冰镇的杯子，拿手握着以后，中间有真空，不传导热。

日本有各种清酒工厂，我去参观过。基本的制作流程很简单，选最好的、黏性比较强的大米，其实就是糯米，然后选比较好的山泉水。日本清酒的做法是跟中国学的，先把糯米蒸熟，然后拌酒曲发酵，过滤掉混浊的浮粒，变成清澈透明的清酒。其实，这是对中国黄酒一个很好的改良。

黄酒是中国的国酒，普通人认为只有家里有人生病了用点儿黄酒泡药，女人生孩子了用点儿黄酒，但平时人们很少喝黄酒。这和外国文化的入侵、人们生活习惯的改变、崇洋媚外的心理都有关系。

我建议大家在夏天喝点儿温好的黄酒，目的倒不是解渴，而是温暖肠胃，让血液循环水平有所提高。喝完黄酒以后身上会微微出汗，和喝茶出的汗是两种汗。

大家记住，在中国买的清酒基本都是勾兑酒，因为真正经过发酵制作的酒产量是不够的。记得我在北京请朋友喝清酒，还跟大家说清酒怎么好，烫着喝，推杯换盏地醉过好几次，我就认为清酒好像容易使人喝醉。后来到了日本，日本朋友跟我说："你喝的是勾兑的清酒，我带你喝几款清酒。"他带我喝的都是那种 1800 毫升大瓶装的清酒，上面的标志很清楚，叫大吟酿。纯米大吟酿的意思就是酒没有经过勾兑，是纯正用大米发酵的，口感非常好，喝了也不上头。

在中国的黄酒文化里，现在大家都认为南方的米酒才是黄酒，其实这是不对的。真正的黄酒文化应该来自北方，从北方传到南方，然后秫米被大米取代，才有了现在的黄酒。现在基本说的是绍兴酒，有几个品牌，比如古越龙山、会稽山；还有各种制作方法，比如加饭酒、女儿红、状元红。黄酒是头一年的最好，放的时间越长越不好，不要听他们的噱头。

山东有一款非常好的黄酒，叫"即墨老酒"，这种酒加了一些饭焦进去，颜色偏黑，味道还有点儿偏苦，也是中原文明一个很好的传承。

我很早就结识了黄帝文化的传人姬英明先生，他贡献出一套《姬氏道德经》。2021 年 7 月，我们去姬英明先生的老家甘肃陇山参观拜访。后来才知道，姬英明先生传承下来的就是北方祭祀用的真正的黄酒，或者说是中国传统文化里的酒。选料很重要，就是你用什么酿酒，用糯米、小米还是黄米，它的出身很重要。

结果我们发现，当地酿酒的谷子就是专门用来酿酒的，不是用来吃饭的，这个谷子就叫秫。当地人把秫米叫酒谷，它的生长周期特别长。我看了秫米的种子，颗粒非常小，但质地非常坚硬。

酒不仅是饮品，它能影响人的身、心、灵三个方面。从身体来讲，酒能疏通血脉，振奋肝气；从心理来讲，酒能催情；最高级层次，喝酒以后人能进入一种状态，与古人神交。

我多次喝过姬先生传承下来的黄酒，度数不高，6~8 度，口感非常好，没有上头的晕劲。喝完以后会微微出一些冷汗，有一种身体饱满、充盈、通气的感觉。

黄酒有益于身心健康，特别是北方人，推荐大家尝一尝。另外，我推荐的这些黄酒都要热着喝。

16 醪糟汁：清热解暑、止渴生津

夏天人的热量集中在外面，胃肠道温度偏低，消化吸收功能就差，表现出来的症状是没胃口，容易上吐下泻。所以中国传统的夏天饮品都是一些发酵过的饮品，对肠道菌群的滋养和恢复、人体津液的产生和循环都有益处。

在南方，我推荐的饮品就是醪糟汁。醪糟汁的制作方法很简单，而且一年四季都可以做。冬天室温比较低，可能做时还需要放在暖气片上，用棉被裹起来；夏天就最方便了，一般它都是在二三十摄氏度的室温下自然发酵而成。

制作醪糟汁的方法是先把糯米泡好，泡一个晚上，第二天上笼屉把它蒸熟。蒸熟以后自然放凉，等到温度降下来以后拌入酒曲。做酒的坛坛罐罐一定要干净，不带油，预防其他细菌在里面滋生。

一般是铺一层糯米，撒一层酒曲，这样层层重叠，直至瓶子塞满，塞满以后还要盖严盖子。一般发酵一天半，即 36 个小时，也就是说头天做好，两天以后就能喝了。开盖以后能闻到酒香，里面的糯米经过降解转化成糖，糖又经过酵母菌的发酵变成了酒，有酒香。要阻止它发酵很简单，放在冰箱里即可，如果还在室温下放几天，它可能就变成醋了。所以要放到冰箱里，喝的时候随时取出来。我不建议大家喝凉的，酒是药引子，能把药效带到血液、筋骨，喝凉的等于让酒把寒气都带到很深的地方。这是我行医多年发现的，谁喝冰的酒，谁就要得病。

如果觉得浓度高，可以兑点儿温开水，至少是室温的凉白开，也可以煮点儿汤圆，打个鸡蛋进去，夏天喝这么一碗真是清热解暑、生津止渴。别看醪糟汁的酒精含量不高，喝多了也会晕，但这是一种很幸福的晕。

17 豆汁儿：解暑，对肠道菌群的恢复也非常好

北京人有喝豆汁儿的习惯，北京的豆汁儿和其他地方的豆汁儿不一样，比如山东的豆汁儿是把豆腐先做成豆浆，然后点上卤，豆腐凝结成块，剩下的水就叫浆水或豆汁儿。这是非常好的解暑饮料，对肠道菌群的恢复也非常好。

我小时候住在农村，村里有人磨豆腐，我们就拿豆子跟人换豆腐，看

到锅里还剩点儿浆水，有人就盛起来一碗一碗地喝。另外还有锅巴，人们叫锅碗，就是磨豆腐、煮豆腐的时候，有一些豆浆粘在锅底形成的。

北京的豆汁儿其实是做粉条的一个副产品。北京人喜欢用绿豆磨成粉做粉条，制作方法比较简单，前一天把绿豆泡好，第二天把绿豆磨成粉，放在那儿沉淀，沉淀到最底下的白色绿豆粉就用来做粉条。中间、上边浮的这层灰不溜秋的悬浊液分离出来，单独加入老豆汁儿的水（引子），放在另一边发酵，发酵以后就形成了豆汁儿。

如果直接闻豆汁儿，有点儿泔水味。真正喝豆汁儿是要煮开喝，搭配点儿咸菜，吃油炸的焦圈是标配。暑热炎炎的时候，喝一碗热的豆汁儿就很妥帖。

北京人把对豆汁儿上瘾的感觉叫“豆汁儿腿子”，意思是上街的时候，走到路上闻到豆汁儿的味道，会不由自主地往那儿走。其实，他想喝这个东西，是身体本能地对这个东西有一种需要，应着身体的召唤去做这件事。豆汁儿对身体的滋养是有历史传承的。

锅里剩的那些粗的皮、渣子，最后也不浪费，攥出水以后，可以做一道麻豆腐。因为绿豆偏寒，用羊尾巴油和辣椒把它煸炒，煸炒出一盘绿豆渣，也很香。

总之，绿豆磨完了以后，粉拿去做粉条，皮、渣子做麻豆腐，剩下的汤汁经过发酵以后做豆汁儿。

中国人吃饭的智慧都体现在这些饮料上。希望大家对酒有一种清醒的认识和了解，结合自己的体质去尝酒、品酒，至少是在不损害我们身心健康的情况下，增加生活情趣和情调。

第12章

立夏北方膳——炸酱面

别看这么简单的一道炸酱面，我们叙述制作过程，不次于准备一桌宴席。希望大家把它学会了，掌握了，这样我们将度过一个美好的夏天。平时有了相思、思乡之情时，都可以得到很好的满足。

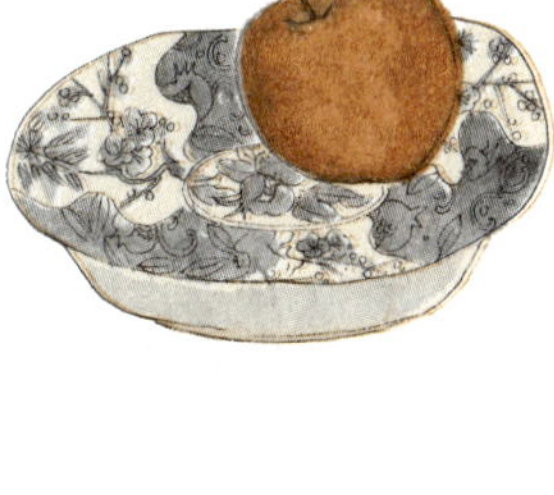

1 君臣佐使：炸酱面

立夏的北方膳，只推荐一道膳食，就是炸酱面。

炸酱面是非常具有人文色彩，带有个人情感的一道膳食。我们经常说有些人怀念妈妈的味道或家里的味道，很多人就想起了家里自己母亲或父亲做的炸酱面。很多学生跟老师处的关系好，到老师家吃饭，也不是七大盘八大碗，其实就是老师在家里做了一道炸酱面，使学生多少年不能忘怀。

看到很多写回忆文章的，不是出去大吃大喝，而是到老师（或其他亲友）家里去吃炸酱面。

炸酱面有各种丰富多彩的做法，各村有各村的高招，各家有各家的变化，制作方法各具特色。

我个人认为炸酱面完美体现了中医或中国古代营养学的基本概念。它把“五谷为养”“五畜为益”，还有“五菜为充”，都完美地结合到了这道膳食中。而且把中医君臣佐使的组方或配菜的理念都完美地呈现在里面。

它为什么这么好吃？首先是有情感的因素。其次，它符合中医营养学的理论和要求，它让人除了充饥、解馋、除饿，还能过瘾，更能令人久久回味。我在日本的时候，有时候思乡心切，就自己做炸酱面吃。但前提是得配上中国产的酱，只要配上中国产的酱，然后掌握了它的制作方法，即使身在异国他乡，也能做出跟自己家里吃的一样的炸酱面，思乡之情就能得到很好的慰藉。

我当时在“微博”上也公布了我做炸酱面的整个过程，阅读量、好评量超过我过往任何一篇“博文”，可见炸酱面真是深入人心。

还有一个，就是炸酱面非常适合人们夏天的饮食习惯。我曾说过，夏

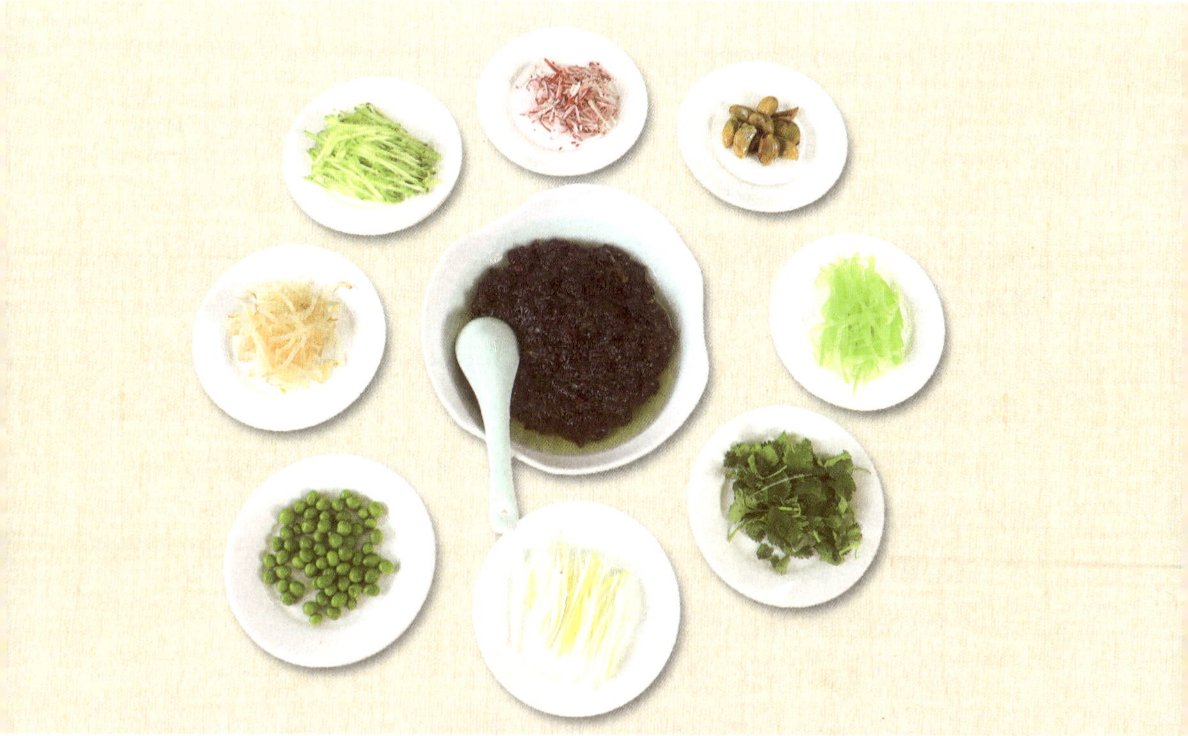

立夏北方膳：炸酱面

天天热，人们容易出汗，应该吃点儿咸的补心。有的地方喜欢吃热面，面煮开了以后再过一下凉水，然后拌上热腾腾的炸酱吃，很爽口。这就非常适合夏天人们出汗多的身体状况。而且夏天是热情、爱意散发在外，其实肚子里有点儿凉。这时吃点儿咸温的或滋润的面食，非常适合夏天人们脾胃寒，又没有胃口的情况。所以，它是一道非常让人开胃又开心的膳食。

2 炸酱面的制作过程

我除了爱吃饭，还爱做饭，也爱琢磨。你跟十个人学，大概有十种不同的做炸酱的方法，其实都挺好吃，没必要说谁对谁错。但在综合比较了各路神仙的方法以后，我还是有所取舍，我也有我的理论判断和实践经验。所以大家千万别以为我就是看个什么菜谱来跟大家转述，我这都是亲手做过的。

炸酱面的主角儿当然是面，其他所有丰富多彩的配菜都是为了配合咱们把这碗面做好，让它吃起来特别香。

面，最好选择手擀面，机器切的面也行，自己擀的面更好。

在擀好面之前，咱们先把酱炸好，因为擀面还是比较快的。

炸酱面的灵魂，或者说重要步骤有这么几个。第一步准备葱油。如果把葱白、葱花裹到鸡蛋液里面，直接上锅去煎，做出来很难吃，腥味也很重。这是因为葱是焖熟的，不是炸熟的。所以第一步要准备葱油，也就是说炸酱的油是要提前准备的。

第二步是准备肥瘦肉。很多人以为很简单，准备五花肉，切点白的带点红的，就去炸酱了。我在实践中发现不对，因为炸酱的过程大概要20~30分钟。在这个过程中，如果肥瘦肉不分开，就会出现一个问题，想让肥肉好吃了，瘦肉就显得特别干、特别硬，因为水分都被炸没了。

我的实践经验告诉大家，想吃好的，就得多费点儿工夫。肥瘦肉要分开炸，多一道手续。

第三步是准备酱，酱一定要豆酱。豆酱不是郫县豆瓣酱，那是炒菜用的。我们用的是大豆黄酱。

黄酱有两种，一种是干的，像土坯一样，干干的。还有偏稀一点儿的黄豆酱。为什么要黄酱？炸酱面香就是因为有豆子被油炸了以后的香。你吃过炒豆，都觉得香，拿油炸豆，跟油炸花生米似的，它更香。还有一个原因豆酱是发酵过的，发酵过以后的东西特别有利于我们的身体对它的消化。

但是只用豆酱，油炸以后会出现一种焦苦味，所以一定要准备点儿甜味的酱。我们在北京就喜欢用甜面酱，还有一种甜的豆瓣酱。大家根据自己所处的环境和地域准备好。基本上就是三种酱和在一起：干豆酱、黄豆酱、甜面酱，或者是那种带甜味的豆酱。

炸酱面制作的顺序和火候也很重要。先说第一步制作葱油。我们用的底油是花生油，味道比较香。这时我们准备好炸葱油的材料，也就是大葱的葱白，带点儿葱叶，白和绿相间。没必要切得太碎，葱段就可以。如果你耐心的话，把大葱须的根也洗得干干净净的，准备放在油里炸，效果会非常好。

第二个要准备一些香菜，香菜最后也要炸进去。如果家里有条件还可以准备点儿洋葱（新疆人叫皮芽子）。为什么用它？因为洋葱偏甜，可以综合炸酱面的焦苦味。如果再讲究点儿，就放点儿平时用的香料，就是八角和桂皮，或者再放点儿草豆蔻或肉豆蔻，量都不应该太多。

锅里放小半锅花生油，用中火逐渐让它升温。油烧热了以后放入葱段、葱须、香菜，把洋葱切成块放进去，香料也放进去。油温不宜太高，就是中火，逐渐让它升温，然后搅拌。搅拌到最后，炸的葱段、洋葱都变得焦黄了，但是别黑了。基本上葱油就制作成了，再把加的佐料捞出来，留下这锅葱油，要用来做炸酱。

做炸酱，要准备另一口锅，去煸切好的肥瘦肉，先煸肥肉，再煸瘦肉，煸好了以后备用。后来我发现这道工序有点儿多余，就直接在葱油里先放肥肉部分，放进以后出很多水汽，肉里的水汽不去除，吃起来也有点儿腥。然后就煸，其实是炸，炸大概10~15分钟以后，水汽基本上就没了，油变得很清亮。这时把瘦肉放进去炸，炸出水汽。炸瘦肉的时间不应该太长，否则它就会又干又硬又柴。

当水汽没了，油又变得清亮了，这时就可以往里面放酱了。刚才我们说了，准备的酱里有干黄酱，这时干黄酱如果直接放进去成炸泥块了，所以前期有个准备叫澥黄酱。澥就是让它稀释了，让它松懈了。澥黄酱一定要用黄酒，不能加水。

炸酱面香是因为它没什么水了，就是油、蛋白质和脂肪发生关系，产生香气。

咱们准备好的干黄酱、黄酱和甜面酱，比例应该是干黄酱60%、稀黄酱30%，甜面酱是调味，大概是10%，具体比例可自行掌握。把黄酒倒进去以后澥黄酱，然后朝一个方向搅拌，把它打匀了，不要出现块。

最好不要用料酒，料酒的味道不太好，最好还是买瓶好的花雕酒，如果在北方就用圣龙山秫米酒，去澥黄酱就非常好。

打匀了以后，锅里的油温不要太高了。我有过教训，油温太高了，黄酱放进去以后就有点儿发焦，最后做出来的炸酱，油和酱分离得太厉害，互相不发生关系。所以，油温低是最好的。

然后把澥好的黄酱倒进有肥瘦肉的葱油的锅里，一边倒，一边搅和，这时就见功夫了。倒进以后还要转成小火，以防它粘锅底，然后用铲子或勺子不停地搅拌，这时油和酱的香味就出来了。搅拌大概20分钟以后，这时更重要的一道工序来了——倒炝锅。

大家知道炝锅是先让油热了以后把葱放进去，让葱的香味出来。等于是先用油把肉煸好了，再放葱花，这叫倒炝锅。倒炝锅有点儿像我们泡茶的时候是先倒水后放茶包。

倒炝锅的好处是什么？能把生葱油炸激发出来的香和长时间炸葱油的香味，两者完美地结合起来，一个悠长久远，一个新鲜扑鼻，这也是让炸酱面香的一个重要步骤。记住，只能用葱白，不能用葱的绿叶。而且葱必须切碎，不是像之前做葱油的时候用葱段。

倒炝锅把葱花放进去搅拌，两三分钟以后再放一次。为什么不一次放？分次放效果还就是不一样，我都试过。大概要放三次，三次以后整个油、酱、肉、葱花都完美地结合在一起。拿勺儿拎起来，油和酱不分离，稀稀的，但还能挂住那个状态。这时就可以关火出锅了，炸酱就做好了。手里如果有萝卜、黄瓜，蘸点儿酱就能吃了。

下面，咱们用切好的面条煮面。一定要煮熟了，不能让面的中间出现一道白线。根据锅的大小，水的量，下面条的量，我一般是煮4分钟到4分半钟。

这时还有一道工序，就是菜码儿，这是炸酱面的一个亮点。我们去一些老北京的饭馆，一说老北京炸酱面就是一大海碗面，一碗炸酱油汪汪的，然后有七八个碟子放了各种小菜，绿色的，脆脆的，丁零当啷地给你往碗里倒，然后还叫着，吆喝着。这是一道风景。

咱们说红花配绿叶，如果主角是面，次主角是酱的话，菜码儿就是一个很好的衬托，非常合适，各有各的角色。

菜码儿主要为应季、当地产，我们基本上有生菜码儿和熟菜码儿。生菜码儿直接切成丝儿，比如黄瓜丝儿，长短一致、宽窄一致，然后切点儿水萝卜丝。胡萝卜丝就算了，不是应季的，而且非常硬。然后焯点儿绿豆芽或黄豆芽，这也算一个菜码儿。还有煮熟的、焯好的芹菜丝。凡是绿色的、脆嫩的，能生吃的就直接切，不能生吃的咱就拿水焯一下，把它码放齐了。

这时热腾腾的面出来了，有的人要过凉水，我不喜欢过凉水，我吃不了那种凉的面。这时把做好的热腾腾的炸酱拌进去，千万别把菜码儿放进去，再放酱，这样顺序就乱了。

炸酱拌匀、拌好以后，再把菜码儿放进去。这个东西没什么太多讲究，你喜欢哪个菜码儿就放哪个，多放点儿少放点儿都行，但一定要放。

最后闪亮登场的，还有一个重要角色就是蒜。我个人认为，夏天如果不吃蒜，吃面的时候不吃蒜，尤其吃炸酱面的时候不吃蒜，简直少了点儿灵魂层面的东西。如果今年的新蒜还没下来，可以吃点儿老蒜，最好吃点儿醋泡的蒜。

蒜是补心阳、壮心火的一个食材。我们现在吃的蒜叫胡蒜，以前吃薤白、藠头，叫小根蒜，这是我们中国传统的蒜。一边吃炸酱面，一边嚼一瓣蒜，真是一个很享受的过程。最后呼噜呼噜吃完了，再来碗热热的面汤，抿抿缝儿，这顿饭就算吃怡了。

有人问君臣佐使怎么论？酱是咸的，严格来说猪肉是血肉有情之品，能补心血，补气补血，但它偏入肾。很多青菜有点儿苦味，作为一个平衡和反佐，有人吃炸酱面的时候可能滴一点儿醋，但大多数人不滴，那不是我们山西人。

醋很有意思，醋的特点是能衬托出别人的优点。你放什么东西，吃咸的东西滴点儿醋，你就觉得更咸了，吃甜的东西放点儿醋，你觉得更甜了，醋有这么个优点。

咸、咸、咸、苦、酸，这就是我们著名的中华美食炸酱面。

希望大家学会了，让全家人吃怡了，让他们通了心神。像我总是怀念我父亲一样，是通过他做的每道菜想念他。

如果吃素的人想吃炸酱面怎么办？那我们就把猪的肥瘦肉丁变成鸡蛋。

怎么做？顺序还是一样的，先炸葱油，葱油做好以后，就把鸡蛋打好了放进去煎。把鸡蛋放在葱油里容易炸得特别蓬松，鼓胀起来，这时记住把它捞出来。

如果是五花肉，是放进去不停地煸，跟酱一起搅和，越搅和越香。鸡蛋不行，鸡蛋搅和时间长了就老了，所以我们要及时把鸡蛋捞出来。

这时葱油温度提高以后，就把澥好的黄酱直接倒进葱油里炸酱，不停地搅拌。

搅拌大概15分钟以后，第一次放葱花，葱白切成的碎丁儿，放到第三次的时候，连鸡蛋一起放进去。鸡蛋放进去也就5分钟，炸酱就做好了。所以你如果吃素，可以用鸡蛋炸酱拌。

另外不管是肉的炸酱还是鸡蛋的炸酱都可以储存，平时不吃就放在冰箱里，想吃的时候拿微波炉加热一下，它的油香又出来了。

我们平时爱吃点儿蘸酱菜，你干嚼根黄瓜、萝卜，没什么味道。这时候你拿黄瓜杵在酱里，蘸一下吃一口，真的很香。

好了，别看这么简单的一道炸酱面，我们叙述制作过程，不次于准备一桌宴席。希望大家把它学会了，掌握了，这样我们将度过一个美好的夏天。平时有了相思、思乡之情时，都可以得到很好的满足。

祝大家用膳“怡”！

第13章

立夏南方膳

夏天的养生原则是要顺应，顺应夏天是热的，需要开发宣散，不要用寒凉遏制自己的生机。我们饮食滋味的选择是以咸为主，以苦反佐，用点酸收敛，不要让自己出汗，流失津液太多。所以夏天膳食的君臣佐使是咸、咸、苦、酸，这是基本的原则。

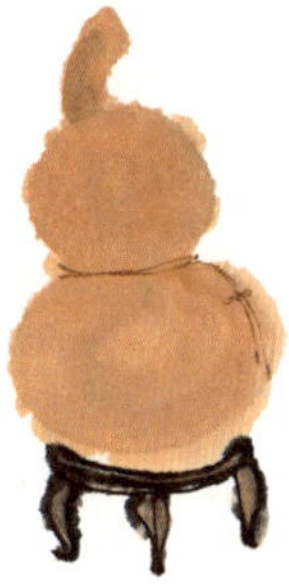

1 君：咸菜炒年糕

下面我推荐一道适合南方同学食用的膳食，主食选择了年糕。前面我介绍了北方用的是黄米糕，就是黍，南方年糕的原材料是糯米，糯米蒸熟了以后，不管是用米粉蒸熟了，还是糯米蒸熟了，都要经过摔打，杵，就是打年糕，打得它特别筋道，有嚼劲。

年糕一般是可以作为储备粮来使用的，所以我们制作的第一道主食也有菜，叫咸菜炒年糕。先准备一块现成的年糕，把它切成小方条，因为年糕本身就是熟的，没必要再过水蒸，就放在那里备用。另外准备一包咸菜备用，起锅，放上猪油，把每一片年糕放进去，用小火先煎一下，煎到两面发黄，然后放在盘子里备用。原来锅里的油也不用倒掉，直接放葱、姜

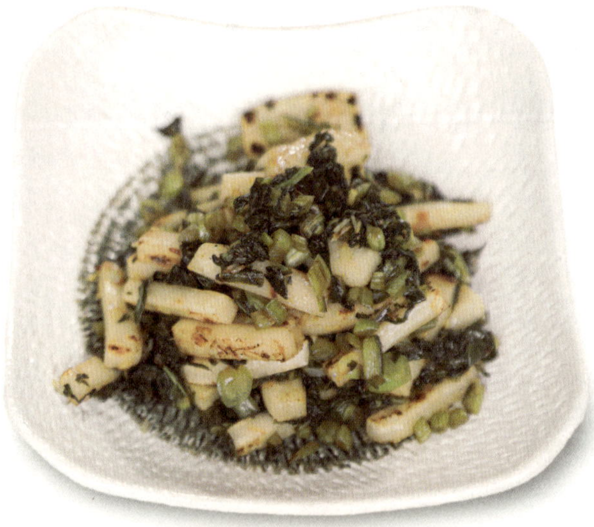

咸菜炒年糕

炝锅，再把咸菜放进去翻炒，几分钟以后把刚才煎好的年糕放进去一起炒，炒到汤汁浸润到年糕里就可以出锅了，这时一道很鲜美的咸菜炒年糕就做成了。

2 臣1：爆炒蛤蜊

第一道“臣”菜是爆炒蛤蜊，蛤蜊是贝壳类的海鲜。做蛤蜊非常简单，但前面要做一些准备工作，第一个就是让它吐沙子。让蛤蜊吐沙子这个方法我尝试过很多，有的说加盐，有的说里面倒点儿油，让它呼吸困难，就出来冒泡吐沙子了，还有的说给它做“脑震荡”——两个盆扣在一起不停地来回颠，颠到它上吐下泻就吐沙子了。各种方法我都尝试过，事实证明没那么复杂，用40℃到45℃的温水就可以，如果水温再高直接就烫熟了，然后勤换水，这种温水状态下蛤蜊有点儿热得受不了，它就开始吐沙子了。

如果是中午做这道菜，提前两个小时用温水泡，泡凉了以后再换温水，多换几道水。另外蛤蜊表皮用刷子清洗一下，蛤蜊就备好了。准备锅，倒入花生油或菜籽油，油热了以后先放入葱、姜、蒜和干辣椒炒到香味出来，把蛤蜊放进去，开始翻炒，能看到蛤蜊在高温下逐渐张开贝壳，露出了里面的肉。

凡是张不开壳的就别吃，肯定是死了，因为蛤蜊里有两个贝柱，是负责开合的，只要熟了，贝柱的力量失去了，蛤蜊就开了。

出锅前烹一点料酒，再盖上盖焖一会儿，其实就是连炒带煮带焖，炒蛤蜊就可以了，爆炒时间不应该过长，两三分钟就可以。

然后蛤蜊出锅，出锅以后趁热吃。

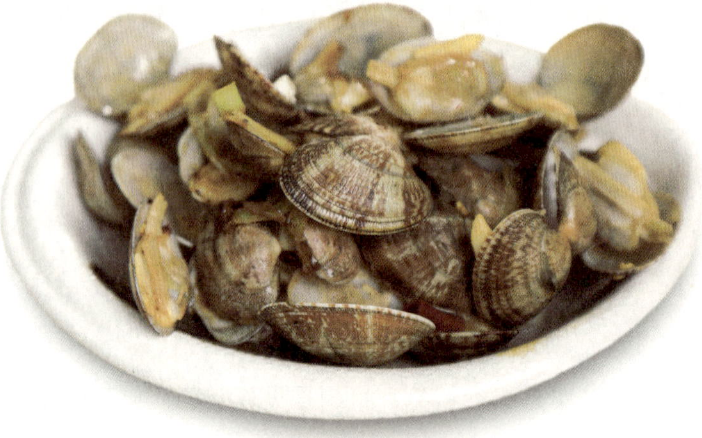

爆炒蛤蜊

刚出锅的蛤蜊肉非常饱满，而且汤汁浓郁，咬一口鲜汁四溅，很是解馋。

我上大学时，我妹有一位同学总给我们带蛤蜊干，所以我对蛤蜊非常向往，后来发现这个东西很简单，价格也不贵，做起来容易，吃起来又很鲜美。

记住制作过程中不放盐，它本身就很鲜，又很美味。

3 臣 2：紫菜蛋花汤

第二道“臣”菜我们做一个紫菜蛋花汤。先用葱、姜炝锅，然后倒入开水，再把紫菜放进去。

紫菜有一个问题，里面也有沙子，所以做准备的时候，可以先把紫菜淘洗一下，放点淀粉淘洗。南方人的做法就是直接在火上烤，一烤紫菜中那些小海沙就吧嗒吧嗒蹦出来了。

炝锅以后放开水、放紫菜，然后准备一个鸡蛋打散，鸡蛋打散以后，汤里不用加淀粉勾芡，很多人讨厌黏黏糊糊的汤，可以把火关掉，使锅里的水不沸腾，然后用一根筷子导流蛋液，均匀地放进去，这时也能形成蛋花。最后尝尝咸淡，如果紫菜不够咸，可以再放点儿盐、香油和香菜，这样一道很好的紫菜蛋花汤就可以出锅了，味道也是咸鲜。

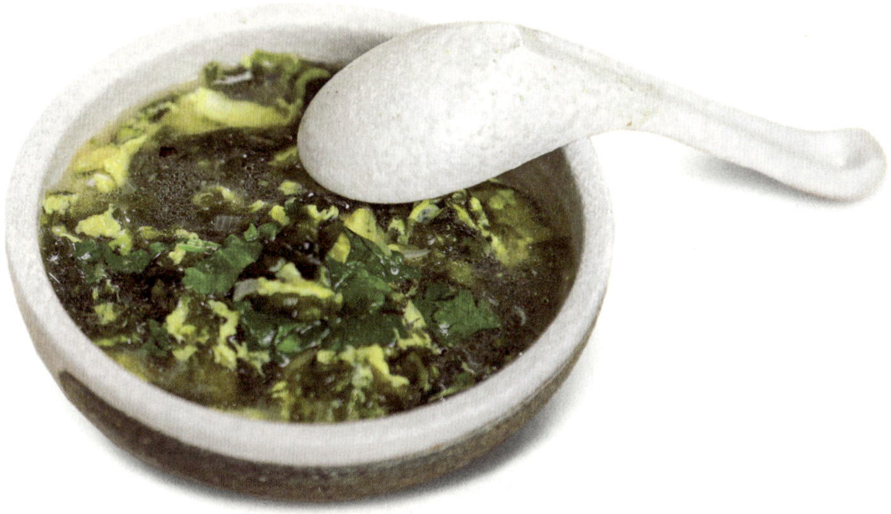

紫菜蛋花汤

4 佐：凉拌蒲公英

反佐，我们吃点儿苦味。吃咸的、吃盐太多容易鼓舞心火，就出现上火，如鼻子干、出血，长疮、长疖子这种症状，所以我们得吃点苦的作为反佐。喝杯绿茶、岩茶也行。

我们来做一道菜——凉拌蒲公英。蒲公英在没开黄花的时候最嫩、最好吃，开了黄花结了籽儿就比较老了。

蒲公英是中医临床常用的一种清热解毒药，常用来治疗一些奶疮，产妇喂孩子的时候乳头破了，感染了形成乳痈，我们就给她用鲜蒲公英捣碎了外敷，用蒲公英煮水给她喝。

将蒲公英摘下来，除掉根，洗干净，然后用开水焯熟，切碎，加少许

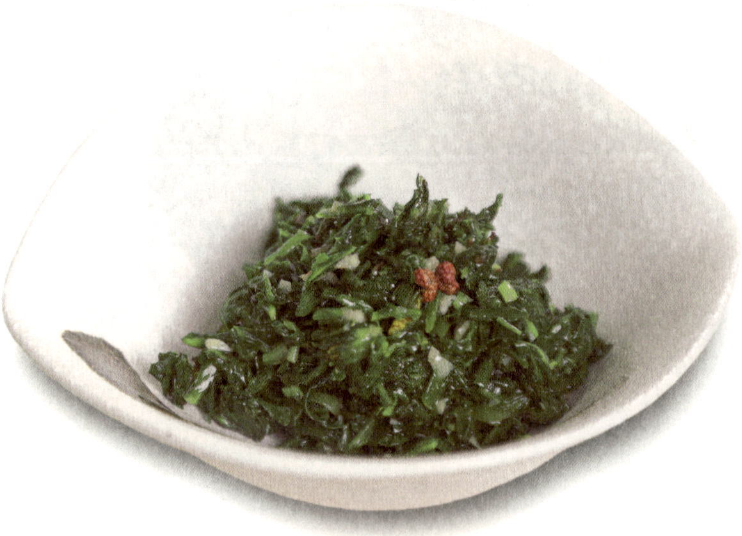

凉拌蒲公英

盐和花椒，再稍微加点蒜，用热油炝一下拌了就可以吃，这是一道反佐的菜。

5 使：蒸槐花

最后的“使”菜就是用点儿酸味收敛一下，不要让自己出汗太多。我推荐蒸槐花，槐花分洋槐和国槐。洋槐开花比较早，而且花比较大，直接摘下来放嘴里，一捋一大串就可以吃了。槐花性质偏酸寒，我们用来降血压或治疗一些湿热下注的痔疮，效果比较好。国槐大概还得等一个月，到阴历五月的时候才开花，开的花是偏黄色的，开花以后叫槐花，入药。

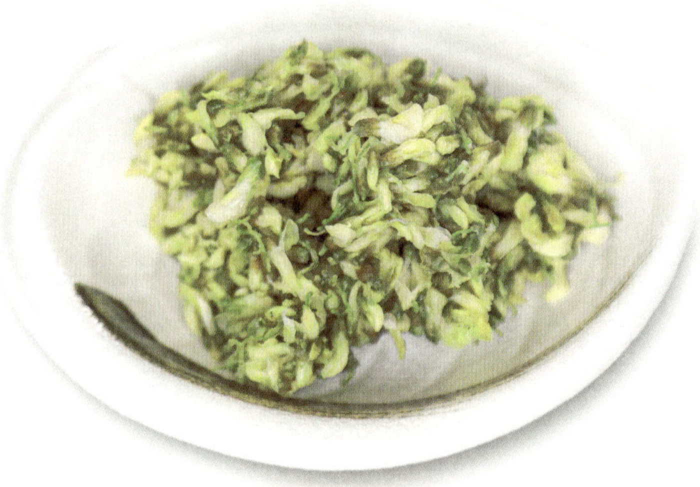

蒸槐花

把新鲜的洋槐花摘下来，淘洗一下，准备一些淀粉，可以用面粉，也可以用芡粉，打湿以后将花裹上，有点儿像日本的炸天妇罗，把裹上粉的槐花，上笼屉去蒸，蒸熟了以后就可以直接吃了。这是蒸菜，洛阳经常能吃这种蒸菜。

祝大家用膳“怡”！

第14章

小满北方膳

平时脸皮薄，有社交恐惧症的人要多利用这个阶段补益自己的心气。如果是“社牛”的人，平时容易狂躁，这时要注意泻一下心火。补心气，我们用咸味的食材或药材；泻心火，我们用苦味的，一般用苦寒的。

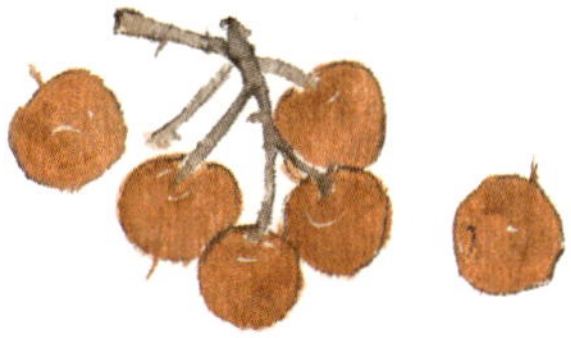

1 小满，要好好补益心气

小满是一个比较重要的节气。按我们五运六气的历法来讲，是从小满开始，一气管两个月，也就是五月下旬开始，这两个月进入五运六气里的三之气。

初之气从大寒开始，叫厥阴风木，开始刮东风了。然后到三月下旬的时候进入二之气，二之气的主气是少阴君火，就开始热了。真正到了盛夏高温是我们的三之气，主气是少阳相火，也就是从五月下旬到七月下旬这段时间，属于一年之中最热的时候。到七月下旬以后进入四之气，就开始入伏了，湿气、湿热交争。这是五运六气的计算方法。

所以从小满以后我们准备两个方案，心气不足的，心血虚的，要借助这个时间好好补益心气。

另外，少阳相火指的是三焦之火，也就是心包火。心有两个，一个是君主之官叫心神，另一个就是心包。所以三之气其实是补益心包。平时脸皮薄，有社交恐惧症的人要多利用这个阶段补益自己的心气。如果是“社牛”的人，平时容易狂躁，这时要注意泻一下心火。补心气，我们用咸味的食材或药材；泻心火，我们用苦味的，一般用苦寒的。

2 君：高粱米

我推荐的主食是高粱米，它虽然引进华夏的时间不如前面介绍那几个主食那么长，但是引进之后，因为它耐寒，病虫害比较少，产量高，所以很快就成为北方的主食。

改革开放以后，高粱主要作为酿酒的材料或饲料来使用。但是在我们小时候高粱还是主食，我们那会儿是配给制，每个人每月都是定量粮食供应，我们吃的 70% 是粗粮，现在的白面、大米都属于细粮，只占 30%。所以那时能吃馒头、面条、米饭，都是很高级的事。

我那时的主食，一个是玉米面，一个就是高粱米。我现在还清楚地记得，因为我家住在山西大同西门外，大同二中在大同城的东面，我要走大概 40 分钟到一个小时才能到大同二中，所以中午要带饭。我记得那时带两个饭盒，一个长方形铝饭盒带高粱米，圆饭盒带点儿菜。

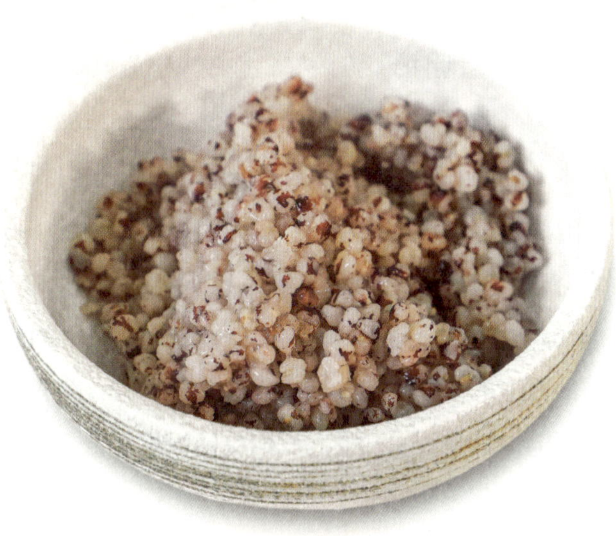

高粱米谷

到了学校，学校有锅炉房，我就把高粱米加点儿冷水，淹过米，然后放在锅炉房的炉子边上，到中午下课吃饭的时候，一盒高粱米就焖熟了，这时拌着带的菜一起吃。那会儿真是血气方刚，十几岁的壮小伙子，“半大小子吃死老子”，正是饭量最大的时候，一盒高粱米能全部吃完。高粱米的特点是比较粗粝，划嗓子，难以下咽，没有大米、白面那么软糯娇嫩、口感好。

我给南方同学推荐二米饭，让大家掺点儿高粱米吃。结果很多人反映，说高粱米不好咽。所以你就想想，孔子说食不厌精，脍不厌细，啥意思？就是这个意思。

事实证明高粱米确实对人的身体有好处。口感虽然不好，但是它第一作用就是补心气、壮心阳，且效果比较好，另外它去湿气。大米吃多的人应该时不时吃点儿高粱米燥湿，因为当一个人心气虚的时候，身体也会出现水液潴留，我们叫水饮病、水气病或水气凌心。吃完高粱米以后能燥湿，把湿气去除，也减轻了心脏（臟）的负担。

很多人早上起来脸肿肿的，没睡好，这些人也应该吃点儿高粱米。

怎么能让高粱米既好吃，又不划嗓子呢？是有办法的，秘诀就是如果今天要做高粱米，提前一天的晚上就把高粱米泡上。平时我们蒸大米饭的时候，泡和不泡的口感也是不一样的，最好泡一两个小时，再放进电饭锅或锅里焖、蒸。高粱米则一定要泡一晚上。

至于是选红高粱还是白高粱，都行，最好选黏糯的。而且不用电饭锅蒸，就用以前的普通的锅焖高粱米饭，目的是什么呢？当科技越来越发达以后，我们总用电饭锅做饭，却发现我们吃的饭里再也不会出现饭焦和锅巴了。

电饭锅设计得非常好，恰到好处，快焦的时候就停了，而锅巴又是一个很好的消食化积的药物。所以我们今天就用普通锅，铁锅、铝锅或者砂锅，焖一锅高粱米饭。目的就是小火慢煎慢熬，最后锅底下留点儿锅巴。锅巴是什么味道？肯定是苦味的，这就是为什么高粱米能补心。

泡好的高粱米放到锅里，加入冷水，最好能没过米饭的面，还能留一个小指头节这么高的水，然后放在火上煮开，煮开以后就小火，盖上盖子，慢慢地焖。

记得要时不时地看一看，别把全锅都做成饭焦了，那就不值当了。

3 臣 1：鸡汤

我们介绍过湛江的隔水蒸鸡的做法，目的是吃肉，吃肉有点儿汤是特别鲜美。同学们反馈，大家都惊叹肉这么好吃，汤这么鲜。还有人把汤留到第二天做成了鸡冻儿。我们说过有驴皮冻儿、猪皮冻儿、鱼皮冻儿，还有鸡冻儿。鸡冻儿化开以后再煮碗面放进去，放点儿青菜，很鲜美的鸡汤，这才叫心灵鸡汤呢。大家都觉得太好吃了。

做饭是有得必有失，有取必有舍。比如做鸡，要是想让鸡肉好吃，就别指望有一锅好汤，因为如果鸡肉里所有的营养成分都跑到汤里，鸡肉就变得有点儿柴，但你想让汤好喝，最好牺牲一下鸡肉，没办法。

其实当年我做鱼的时候就纠结过这个问题。想让鱼汤变得浓稠鲜美，就得把鱼肉捣碎、捣烂让它全融到汤里，那就别吃鱼了。但是又想让鱼肉好吃，那就别想做一锅汤。最后很纠结，既想吃鱼又想喝汤怎么办？后来这个问题解决了，怎么解决的呢？

其实就是贫穷限制了我们的想象力。以前有个段子说等我有钱了，买两碗豆浆，喝一碗倒一碗。这也就是这个问题的答案，我买两份鱼，一份鱼牺牲了，拿它来做汤，剁得碎碎的、烂烂的，让汤汁变得浓稠、鲜美；另一份鱼我就切片，放到滚开的用前面鱼牺牲做成的汤里，涮一下、浸一下，熟了。然后连汤带鱼片一起上，这时汤也鲜美，肉也好吃。如果你不说，没有人会知道这是两份鱼做的。

做鸡汤也是这样，如果想喝鲜美的鸡汤，就用一只老鸡，记得是两年

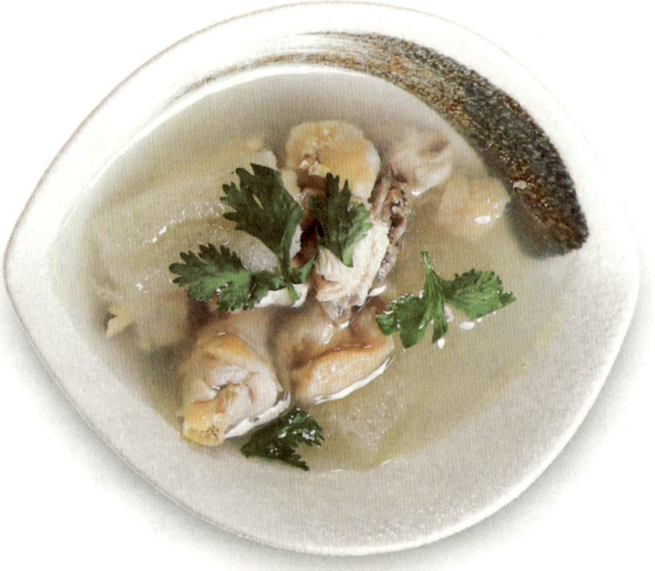

清炖鸡

以上的老母鸡。公鸡也行，最好是阉割过的公鸡，不然公鸡肉太硬了。上次我们做的隔水蒸鸡用的是童子鸡，半年到一年之内的，我们为的是吃它的嫩肉，顺带喝了几口鲜汤。

这次我们主要目的是做鸡汤，就选一只两年以上的老母鸡，而且是新鲜的。如果拿冷冻鸡来，说徐老师你给我做个鸡汤，这就费劲了。当然也能做，如果是拿冷冻过的鸡来做鸡汤，首先得剁碎它，如果是为了吃鲜嫩的鸡肉，可以拿整鸡来蒸。要煮汤的话，那就越碎越好。然后鸡还得上锅，用葱姜爆锅以后翻炒，炒到鸡出水以后，再加热水进去煲汤。

煮汤最好买一只现杀的鸡，回来以后收拾一下，剁小块，剁的块越小越好。不用上锅炒，因为它没被冷冻过，但是需要焯一下水。在锅里放上姜片，放点儿葱、料酒，烧开了以后把鸡放进去焯水，目的是让血沫子出来。

血沫子出干净以后，把鸡块捞出来，用温水清洗一遍。这时候炝一下锅，然后把鸡放进去，加开水，记住一定要加开水，焯过水的鸡再加冷水就会缩，加开水的意思是让它开放，不让它缩。

做鸡汤的秘诀在哪儿？如果大火煮开了不停地翻滚，会出一锅比较浓稠的鸡汤，而且味道也不是很鲜美，因为在翻滚中很多鲜味会散失。

因此，做鸡汤的秘诀在于第一要切块，第二要焯水，第三就是砂锅。砂锅传导热比较慢，但是均匀持久。开锅以后保持小火微滚的状态，有小冒泡，但是绝对不要翻滚。另外炖的时间要长，火候不到，味道也出不来。

有人说加点儿蘑菇什么的，不用。我们这次加竹荪。竹荪是在竹林里长出来的一种菌。我看过一个纪录片，他们把挖出来的、有点腐烂的竹的根节埋在土里，撒上这种菌种。然后在比较潮湿、阴冷的条件下，一颗颗像白伞一样的竹荪就冒出来了，非常漂亮。

竹荪不像蘑菇带有一种自身的邪魅和鲜味。它基本没有什么味道，但特别能吸收鸡汤的味道，还能吸收鸡汤里的油。另外它做出来吃到嘴里是一种爽脆的味道。

竹荪的性质偏苦寒，正好平衡了鸡肉咸热、咸温的这种性质。所以我们这次既然做清汤，就不要让它混浊，放点儿竹荪就行。

竹荪一般都是干的，用冷水泡发，在炖鸡一个小时以后把竹荪放进去。最后喝汤吃竹荪，挑几块还嫩一点的肉吃也行，但是鸡肉的主要营养成分都在鸡汤里了。

临出锅前记住加点儿盐，调一下味。不喜欢太油的话，可以把浮在汤面上黄色的鸡油撇出去。

4 臣 2：木樨肉（鸡蛋炒肉）

这次的“臣”菜我们炒一个偏素一点儿的菜，但是也有肉，这就是著名的传统名菜：木樨肉。

木樨肉我们很早就吃过，当时说木须肉，胡须的须，后来一问说是樨。木樨是啥东西也不知道，北京还有个地名叫木樨地，还有木樨园。

最后才知道木樨就是桂花。桂花不仅南方有，北方也有；桂花也不仅是秋天开，也有四季桂。桂花开完了以后花的颜色有金桂，有银桂，有橘黄色的桂。桂花特别小，但是特别香。

为什么叫木樨肉呢？其实就是鸡蛋炒肉。为什么不叫鸡蛋炒肉？据传闻说，清朝灭亡后，宫里几千号太监就流落到民间了。这些太监比一些普

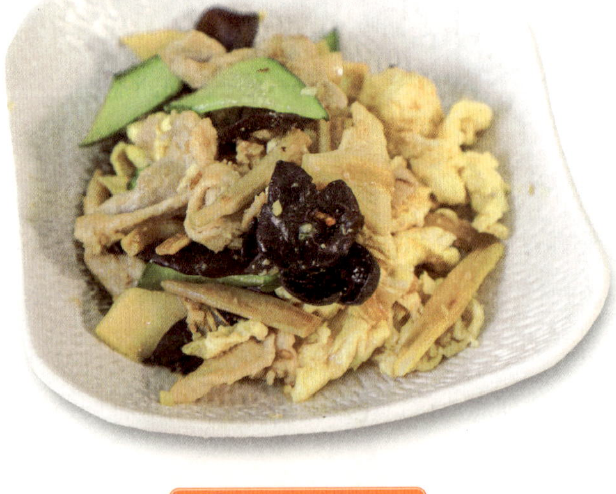

木樨肉（鸡蛋炒肉）

通老百姓都富有，有点儿积蓄，经常下馆子。但是太监有一个心理问题，忌讳别人说鸡、蛋这些词，总觉得你在拐着弯儿骂他。而一些大的饭庄子，为了迎合这些有钱主顾的心理，不愿意丢这份生意，就把饭馆里所有有“鸡”有“蛋”的这些菜，全改名了。比如炒鸡蛋叫摊黄菜，鸡蛋炒肉就起名叫木樨肉。

我们说了蛋是补心的。另外木樨肉里有一个关键的食材，也是补心的，就是金针菜。金针菜又叫萱草花、黄花菜，是萱草没开花的花蕾，晒干了以后做成的。

中国有很多地方产金针菜，甘肃有，山西大同也是金针菜的一个重要产地。我从小就知道金针菜是一个很高级的食材，都是很尊贵的客人来了以后，家里人才拿出来招待客人。以前就知道它好吃，但是不知道它是一种药。“合欢蠲忿，萱草忘忧。”萱草又叫忘忧草，吃了以后能改善人的心情，提高人的心气儿。所以这是一个很好的食材。

我们现在这个季节用的还是干的金针菜，泡发的。再过几个月，就能吃到鲜的金针菜。去年我去了一趟甘肃，一路上都在吃金针菜，真的很好吃。

炒木樨肉得先准备材料，猪的里脊肉、鸡蛋，讲究的时候用的是玉兰片，也就是笋片。

春天已经过了，哪有笋片？笋是有四季笋的，有些地方还会把笋腌起来做成酸笋，广西吃螺蛳粉就是用腌制的臭笋。所以我们还是尽量找一下笋片，用酸笋更好。如果没有，按照现在一般馆子的基本做法就是用黄瓜片取代。

还要准备一点儿泡发的黑木耳。黑木耳、笋、猪肉、鸡蛋、葱、姜、蒜，准备好了以后，先炒鸡蛋，准备四个鸡蛋打匀，先把鸡蛋炒好，最好用葱油炒一下鸡蛋。

另外把猪肉切成丝或切成片，加点儿盐、生抽，然后用水淀粉把它抓匀，不然炒出来的肉特别硬，特别柴。

黑木耳、干黄花菜，用冷水或温水泡，充分发胀，然后把该剪的一些根儿、须子剪掉。玉兰片或黄瓜片切好，切成斜刀或菱形片。待鸡蛋炒完了，在锅里放入抓匀了的肉片，放进去煸炒一下，肉色变白以后捞出来备用。

这时先放几粒花椒炝一下锅，然后把花椒粒撇出去，放入葱姜丝，炒出香味以后把鸡蛋和煸好的肉片放进去翻炒。翻炒了以后，加入料酒和一点儿盐、生抽。炒匀以后再把刚才洗好的黑木耳、黄花菜，还有玉兰片一起放进去炒。最后淋点儿香油，闻到香味就可以出锅了。

五谷为养，五畜为益。鸡蛋炒肉本身就很好吃。这时蒸好的高粱米饭，浇点儿鸡汤，然后夹一筷子木樨肉，里面又有黄花菜、黑木耳、玉兰片、鸡蛋、肉，吃到嘴里香“死”了。

5 佐：锅巴菜

反佐怎么办？我在前面说了，我们特意把高粱米用锅焖，然后把它的锅巴单取出来，米刮干净，把它掰成小碎块放到一个小碗里，然后取一些鸡汤，把香菜放在鸡汤里，一起浇在锅巴上。

以前有道名菜叫轰炸东京，就是烤得特别香酥的锅巴，用热的肉汤或海鲜汤往上一浇，刺啦作响，因此叫“轰炸东京”。

这个味道就是以锅巴的苦味为主，衬托鸡汤一个咸鲜的味儿。家里没有锅巴怎么办？弄点儿炒米、炒面都行，其实我们就取它一个苦味。

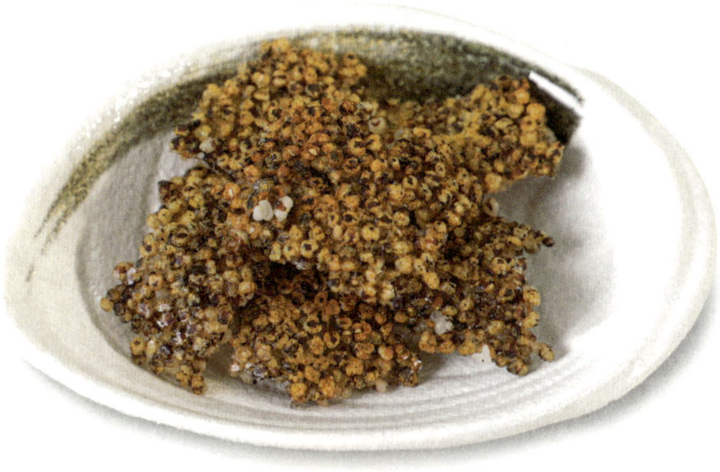

饭焦锅巴

6 使：酸黄瓜条

最后一个使，就是酸。夏天应季的水果下来了，我们可以吃点儿水果，吃几口点缀一下，收敛一下我们补益心气以后发出来的虚汗。

大家还可以买点儿西餐那种酸黄瓜条，但西餐酸黄瓜条的酸味不是我肠道菌群匹配的酸味，我不爱吃它的酸味。我们自己做一个，有点儿像跳水泡菜的做法。弄一个有封口的罐子，把它用开水烫过，洗干净。准备几根黄瓜，把黄瓜头尾都切了，根据罐子的大小长短，切成段，黄瓜最好是用刀削一下，不削也行。然后把切好的黄瓜，拿开水烫一下。最后把黄瓜齐齐地码在罐子里，在里面放上花椒、盐和凉开水。

最后一个关键点就要加入酒酿。没有酒酿，家里蒸馒头的面肥也行。

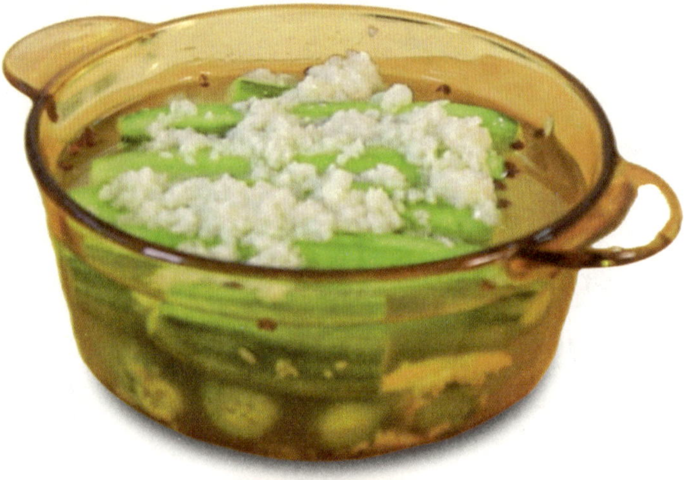

酸黄瓜

盖上盖，将罐子放到阴凉的地方，或者放到冰箱冷藏格。等待大约五到七天，酸黄瓜就做成了。这是乳酸菌发酵的，有一种天然的香气。

祝大家用膳“怡”！

第15章

小满南方膳

小满的意思是中原地区的小麦开始灌浆。虽然我们常说春华秋实，但小麦因为是冬小麦，在春天最早返青以后就开始结籽，所以它是在夏天收获的。

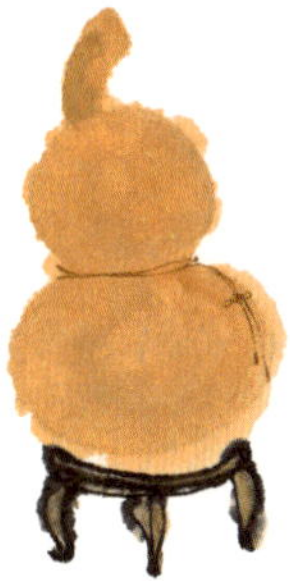

小满的意思是中原地区的小麦开始灌浆。虽然我们常说春华秋实，但因为是冬小麦，在春天最早返青以后就开始结籽，所以它是在夏天收获的。

这时最怕阴雨，最怕寒冷，最怕缺营养。人也是一样，到了这个时候要利用天地自然的变化，调整自己的饮食，第一别吃凉的，别着凉，另外吃一些补益心气心血的食物，让自己充盈起来。

否则过了最热烈的阶段，就像耽误了农时一样耽误了时机。

1 君、使：菠萝饭

小满的膳食，我们设计了这么一道膳，主食还是补益心气的糯米，我们这次选了两份糯米，紫糯米和白糯米，两份都用。目的就是变着花样、换着口味，让自己的家人和孩子变得喜欢吃主食。

糯米除了做成年糕、粽子以外，还有什么吃法？推荐菠萝饭。有人说："徐老师，你不是反对吃水果吗，怎么推荐菠萝？"不是啊，不要断章取义。

我说过水果少吃，要吃的话也要应季当地，在南方，这个时候菠萝正好熟了。我为什么要选它呢？其实就是我们说夏天的补益原则是咸、咸、咸、苦、酸，总得用点儿酸味收敛一下我们的心气，不要让它发散太过，流失过多。所以饮食中要加一点点酸味。另外菠萝饭是我当年在泰国餐厅时看到的，在中国南方比如云南这些地方，这种饮食方式非常流行，小孩子特别喜欢。记住一点，不要喧宾夺主，五谷为养，五畜为益，五果为助，它是一个点缀，一个陪衬。

白糯米和紫糯米，我们要各选一半，糯米需要泡，一定要泡到两个小时以上。我在日本做过实验，因为平时是我老婆负责蒸米饭，她蒸的米饭就好吃，我蒸的就不好吃，原因就是我没将米泡透。所以要将糯米泡两个小时以上。

为什么要白糯米、紫糯米一起呢？就是因为它们性质基本上一样，糯米跟黍米、高粱一样，是补益心气的，如果颜色红，补益心气的力量就更好，我们完全是从色香味形触来考虑，让我们吃的这道饭五彩斑斓变得好看一些。

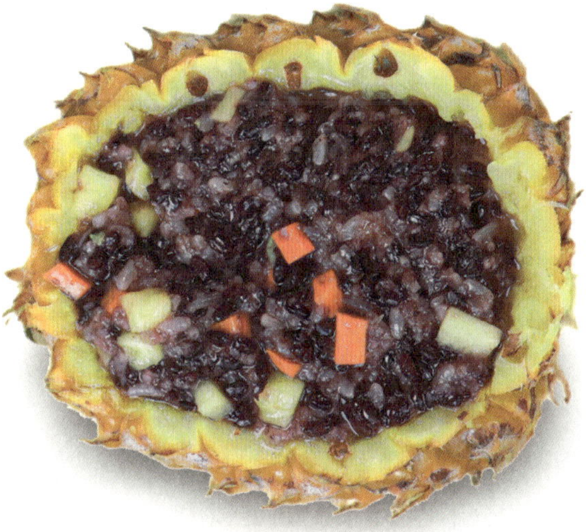

红白菠萝饭

糯米泡好以后，放电饭煲或放笼屉上蒸，先把它蒸熟，这是预制。另外趁着蒸糯米的时候，准备一个菠萝。我是北方人，以前吃过菠萝罐头，后来吃过菠萝，到台湾又知道凤梨，吃过凤梨酥，总觉得菠萝跟凤梨是有区别，但区别在哪儿？

区别可能在个头大小吧，品种是一样的。但说心里话，在北方吃到的菠萝真是半生不熟的，捂熟的，不好吃。去台湾、广州那边吃的菠萝都是熟的菠萝，首先它有股香味，一切开就很香，然后觉得很甜，很好吃。

我们选一个菠萝，把它洗干净，可以切成两半，把中间的菠萝肉掏出来；也可以从头上旋一个圈，把菠萝肉掏出来，目的就是把中间留出空间放糯米。掏出来的菠萝肉，可以给大家分着吃。

吃菠萝肉有一个讲究，一定要用加盐的温水泡一下，因为菠萝和芒果一样有很强的分解蛋白的酶，很多人吃完了以后觉得沙得慌或胃疼，就是因为没拿盐水泡。

菠萝饭主角是糯米，菠萝是点缀，所以别把切下来的菠萝肉全放到糯米饭里，那就喧宾夺主了，不是我们要做的事情。

切出来的菠萝泡到盐水里给大家拿牙签分着吃了，剩下的壳我们要用。这时蒸好的糯米饭已经熟了，熟了以后，我们把糯米饭拿出来放到盆里，做个深加工。第一要放点儿盐，第二放点儿猪油。如果你往里面放了火腿丁或腊肉丁，就可以不放猪油了。

然后根据自己的喜好，放点儿其他的，比如青豆、胡萝卜丁，或者是有的人喜欢放点儿甜的，可以放红枣，记得把红枣核去了，切红枣肉。

还有刚才切的菠萝丁，也放进去，一起搅拌匀了，放点儿猪油或上面浇点儿花生油，让它水分不容易流失，还能锁住味道。

这时就把红白相间的糯米一勺一勺放进这个菠萝里，把它填满，然后再把菠萝放回锅里蒸 5 分钟。这时糯米其实已经熟了，剩下就是让菠萝壳的酸、香、甜味儿进入米饭，让放进去的这些点缀的材料跟米饭有一种融合和结合。5 分钟以后揭开盖，端上桌一勺一勺舀出来给大家分着吃。

人多可以多蒸两到三个菠萝。我比较喜欢的还是将菠萝切对半，蒸的时候拿牙签把它们插在一起，等开锅以后牙签一抽，正好一人一半，就跟拿饭盒吃饭一样。

菠萝饭补益心气，收敛心气，这是我们要达到的目的，里面还可以放补益心气的一些咸味的肉。

如果想补肾，还可以加点儿枸杞子。

2 臣 1：水晶鸡

“君”定了，“臣”没得说，要趁着小满的时候补补心气，补补心阳，我们要做一道鸡。大家各种吃法都有，我给大家推荐的这道其实是粤菜，广东湛江的做法叫隔水蒸鸡，也叫水晶鸡。

一说蒸鸡大家都会想起云南的气锅鸡，气锅鸡很有名，我们吃云南菜的时候，吃气锅鸡人家还送点儿三七粉让你一起吃。

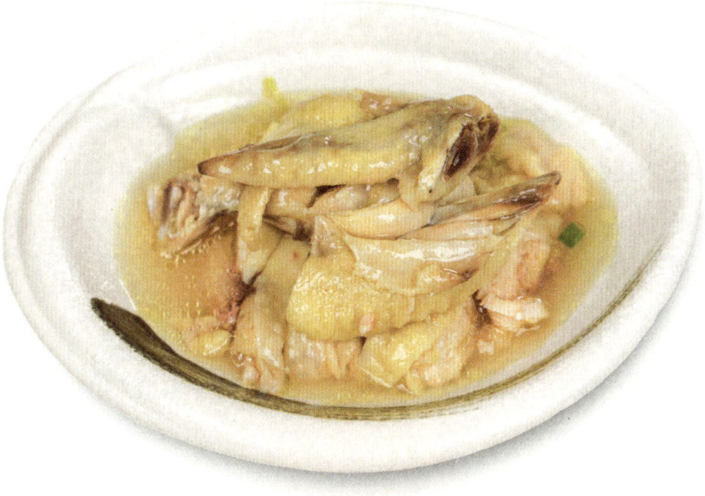

隔水蒸鸡 1

我当年学这道菜是跟着一个很有名的厨师学的，当时跟他学的目的不是为了吃鸡，我跟他说：“为什么您做的鸡汤这么鲜美，这么清亮？我怎么熬都熬不出这个效果？”他说：“你说到点子上了，你只要是熬和炖鸡汤，它就是浑浊的。”为什么呢？

因为气泡在往外冒，水受热了，变成蒸汽往上翻滚，带着鸡肉还有汤里的各种物质不停地运动，这种运动的结果就是变成一锅粥。当然熬出来的鸡汤也很浓、很香，但不清亮，所以想避免出现这种现象，既让鸡汤好喝，又让它清亮，唯一的办法就是蒸。

老师当时教我怎么做鸡汤，也不耽误吃鸡肉。这个方法还有个好处，就是不上火，鸡本来是热性火性的，火性炎上，再加上烧、烤这些方法就显得有点儿火上浇油，所以蒸的方法更可取一点。

做这道菜对鸡有个要求，第一要新鲜，如果拿出冻鸡来做，味道差很多，鲜味已经没了。第二，鸡龄不要太大，一般都是半年到一年的小鸡，如果用老母鸡隔水蒸，蒸出来肯定咬不动。

新鲜的鸡首先要处理一下，一个是去它的血污，另一个就是要腌制。我们用的是整鸡，当然切碎了也行，老师教的时候用的是整鸡，里外包括腔子里都抹好了盐，然后放点儿料酒腌制一会儿，最后弄点儿姜片和葱结，塞到它的肚子里。至少要腌 20 分钟，腌好了以后把留下的料酒汤倒掉，因为目的是去腥、去污，留在那儿时间长了，就会影响鸡的鲜味。

腌制好以后，原样不需要加任何东西，把鸡放在一个盆里，然后放在笼屉上去蒸，上面不用盖任何东西。

这样的话，如果水蒸气在上面凝结，流到鸡身上或鸡的盆里，正好是我们想吃的汤。

用大火蒸 25~35 分钟，简单点就是 30 分钟，30 分钟后掀开盖，然后拿筷子戳一下，没有什么血水很嫩就行了。

这时把鸡切成块，上面放点儿葱花、姜丝、花椒，然后做个花椒油炝一下。最后的要点是留下鸡盆里的汤，趁热把汤浇在鸡的身上。

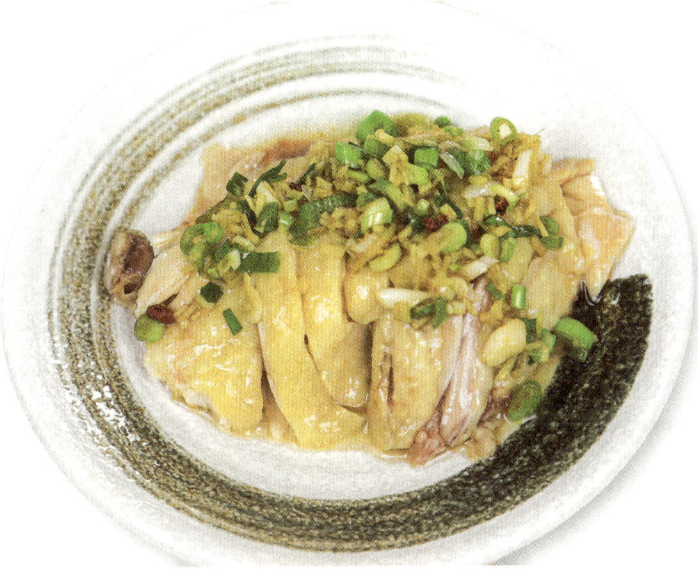

隔水蒸鸡 2

这个鸡基本上就是原汁原味，非常符合粤菜的特点，新鲜美味，这就是我们做的隔水蒸鸡。

如果你想得到更多鸡汤，放的盆就要大一点，蒸鸡的时候里面要提前放好水，里面加的盐要多一点，蒸的时间要长一点，最后会得到一盆酥烂的鸡肉和小半盆鲜美的鸡汤 。

3 臣 2：炒百合

再来个素菜，也是补益心气的。补益心气，我特别推荐一个食材叫百合。

大家知道百合是一味很好的中药，能补益心气，还能润燥止咳，清泻肺里的痰邪和燥邪。

以前有个方子叫百合固金汤，《伤寒论》里记载用百合治疗一种特殊的病，其实有点儿像现在躁狂抑郁症，叫“百合病”，就是坐卧不安，睡也睡不着，起来啥也干不了，如神灵所作，哭哭啼啼的。《金匮要略》直接把它叫百合病，怎么治？就用百合熬汤给病人喝，百合地黄汤、百合鸡子黄汤等各种百合汤，但要注意一点，百合它分药用的、观赏的和食用的。我们平时吃的百合一般都是食用的，我接触到的出产百合最好的地方是兰州。

甘肃的朋友经常来看我，到了季节就拎一盒甘肃的百合来给我。夏天吃点儿百合是很有意义的。现在不是百合生产的季节，但也能买到，如果没有，就用百合干泡水，先把它泡发，然后做这道菜，如果用新鲜的百合会更简单些。

新鲜百合跟药用百合不一样，药用百合需要泡一晚，把上面的沫打掉，然后用这个药去煮水。

百合是植物的鳞茎，像洋葱头、蒜一样，是一瓣一瓣的，所以要把百合切好一瓣一瓣分开。因为百合本身的味道偏甜，我们给它搭配的菜一般用一种香芹菜。

在国内还能找到一些味道比较冲的、香气比较浓郁的芹菜，先将芹菜焯一下水，芹菜如果不是很鲜嫩，纤维就很重。

改刀切好，然后用热水焯一下，这时锅里的学问要比较大一点，最好用葱油炒这道菜，而且最好用猪油，先用猪油炝锅，煸点儿花椒，炒一点葱，不留葱的任何叶子，把西芹和百合放进去爆炒，爆炒以后临出锅加点儿盐，不用勾芡，就做好了，非常爽口。吃完前面的鸡以后再吃点儿百合，非常舒服。

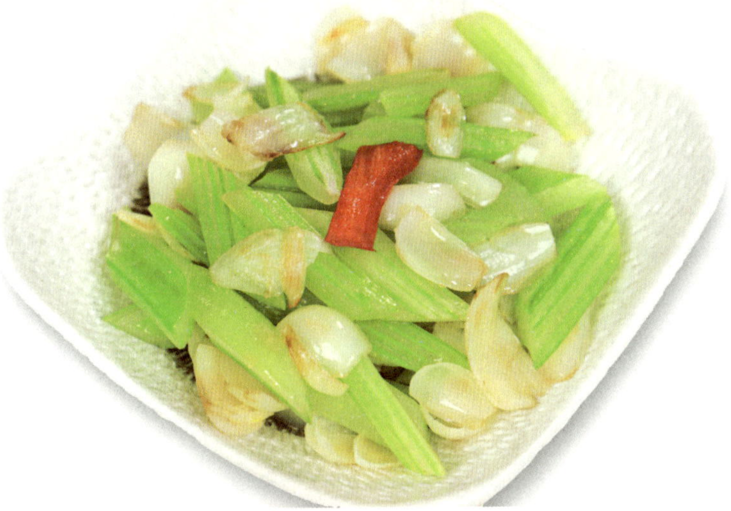

西芹百合

4 佐：豆豉苦瓜

下面用一道苦味的菜来反佐一下，记住是反佐，不是主角。如果人上火了，脾气暴躁，两眼红丝血压高，心率快，得吃苦的泻心。现在这个季节苦瓜成熟了，我们就做一道豆豉苦瓜，其实豆豉苦瓜也是一个很经典的配方，苦为主，咸为辅。

苦瓜特别有意思，我研究过它的苦。首先它的苦味很正。其次，苦瓜

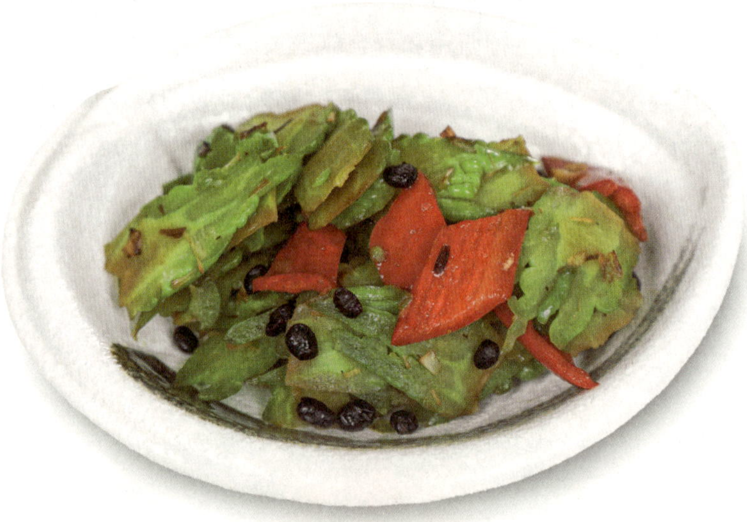

豆豉炒苦瓜

有个特点是不拖累别人，啥意思呢？就是你拿苦瓜熬汤，最后你吃苦瓜还是苦的，但汤不苦，也就是说自个儿苦自个儿受，我不去污染别人，不把别人当垃圾桶。

现在医学研究苦瓜能降血糖、降血脂，其实只要对症，只要因时因地因人，它就能让一切指标正常。

我们把苦瓜瓤掏干净，白的瓤心也应该去掉，那个东西是最苦的，而且硬，不好消化。

然后将苦瓜对半切片，切片以后苦瓜得焯一下水，焯熟，冲凉备用。开锅用猪油，加热煸葱、姜，煸完以后放入豆豉，跟葱、姜一起煸出香味，这时把苦瓜放进去翻炒。翻炒微微见点水，这道菜就得了。这道菜的一个特点是它不需要放盐，因为豆豉本身就是咸的。

最后君臣佐使，使大家都知道，我们按配伍原则，就是咸、咸、咸、苦、酸，酸在这就没必要单做了，为什么呢？

因为我们做的是菠萝蒸饭，菠萝蒸饭里还有菠萝丁，菠萝壳本身也有点儿酸的味道，正好完美补充了膳食结构。所以大家说有些饭为什么那么令人回味，那么让人想吃，厌食的孩子都喜欢？就是因为它符合了人体的需要。我们的先祖发现了这个规律，所以才顺应自然，顺应规律做事，饭菜才好吃。

祝大家用膳“怡”！

第16章

芒种北方膳

我说别吃水果，因为水果里的酸对胃黏膜伤害特别大。有人就问："你不让我吃水果，我拿微波炉热一下吃行不行？"还真行。现在科学研究说微波炉可以把水果里的维生素C破坏，就降低了对胃黏膜的损伤。所以当你想吃水果时，实在不行，那就做熟了吃，吃个蒸梨，或拔丝苹果，拿油炸一下。

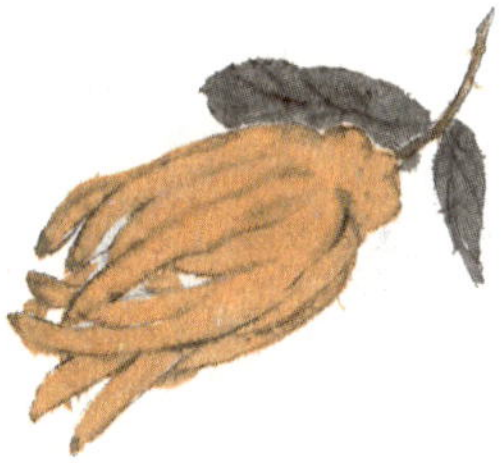

1 君：凉糕

下面着重介绍一下我们小时候吃的凉糕。除了粽子以外，我印象非常深刻的是熟秸秆编的屉子——放饺子的屉子。铺上粽子叶，放上一层白的江米，其实就是糯米做的年糕；江米上面又放一层，是用大黄米做的年糕。最后边上有个小碗放点儿糖稀，糖稀就是饴糖，麦芽糖做的调汁，液体状态。奢侈点儿的时候还能蘸点儿蜂蜜吃，拿筷子夹一块，然后蘸点儿带着桂花香的蜂蜜，印象很深。

现在内蒙古或山西晋北的一些饭庄，还有这道主食，这就是本篇主食的推荐。

强调一下，枣一定要去核。因为我在临床看了很多吃枣的人被枣核拉伤。

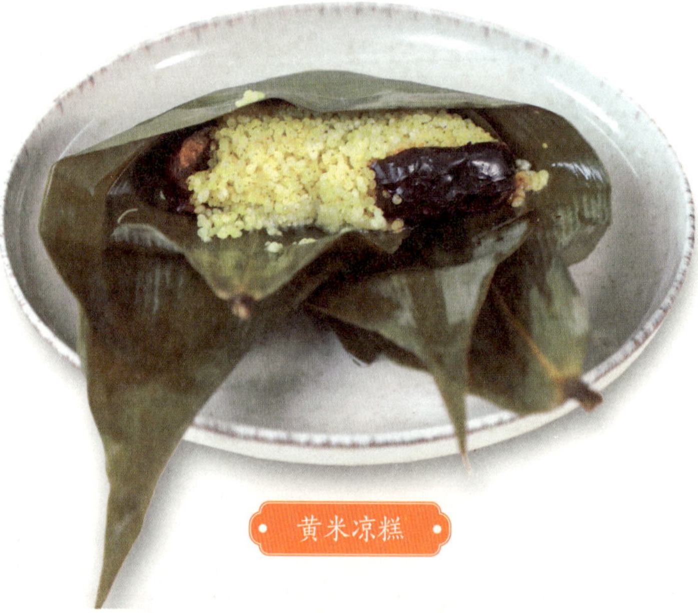

黄米凉糕

枣皮特别难消化，基本上吃进什么样，拉出来还是什么样，所以很多地方做糕点的时候，只用枣泥，把皮去掉。但大枣对身体来讲补益气血，养胃，调和营卫的作用是最好的。我建议那些脸色苍白、贫血的女生，多喝点儿姜枣茶，补补血。

2 臣1：酱爆鸡丁

本篇设计一道膳食，首先补心气、养心血、助心阳，趁着夏天，我们要吃点儿咸的，这次选了一道著名的鲁菜——酱爆鸡丁。

鲁菜对北京的饮食文化影响非常大，大家可能不知道老北京有八个著名的饭庄子，以前叫“八大楼”，其中东直门就有东兴楼。而“八大楼”做的全是鲁菜。

为什么老北京餐饮业被鲁菜控制了？

主要原因是以前的漕运，也就是运河。在过去，运河是交通的动脉。隋朝修的运河由南向北流，经过山东。各种码头再加上运的粮食，所以运河沿岸的餐饮文化都非常发达。

运河上从南方运来的粮食，卸在东直门外的码头，那会儿通州区和东直门是通水的。东直门有很多放粮食的大仓库，东直门医院那会儿叫海运仓5号，还有南新仓。现在很多仓被改造成饭店了，什么皇家粮仓。有这么个背景，所以山东饮食文化就影响了北京。

山东的饮食文化有这么几个特点，山东本身有三大菜系，一个是济南官府菜，由于运河的关系，外加治理黄河，朝廷经常会拨款，拨款以后兴修水利，其中贪腐空间就很大，只要是办这种工程的，厨师基本上都很高级，吃得都很好。河南也是，河南菜很有名，就是因为治理黄河。第二就是孔府的官菜。祭祀文化代表一种祭祀的礼仪，所以很有传统，就是孔家传下来的菜。还有一个菜系就是山东代表的海鲜，沿海出产各种海鲜的做法，都影响了北京。

鲁菜的特点是上得了台面，也满足大众的需要。

酱爆鸡丁我专门考证过，鸡炖着吃、蒸着吃挺好吃的，为什么单搞出鸡丁来？切丁，还要拿酱裹着吃它，多费工夫？大家可以考虑一下这个问题。

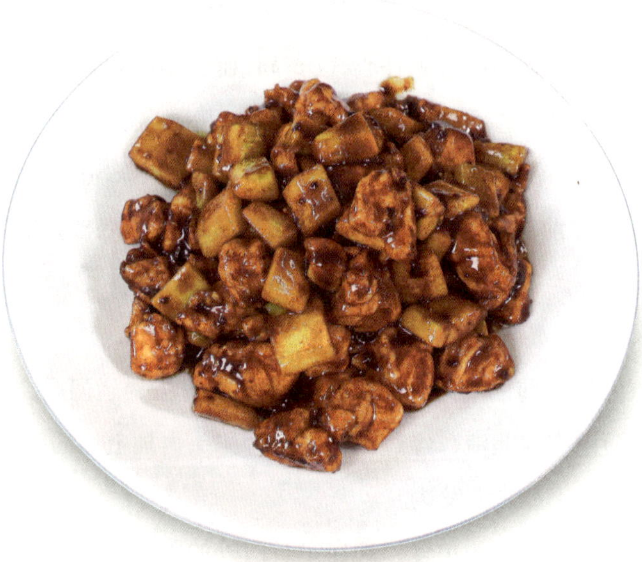

酱爆鸡丁

我爱琢磨，在吃鸡的时候发现一个问题，不说现在机械化养出来的鸡鸭，就说普通的散养鸡，咱们把它蒸了、炖了吃，吃完以后总有一块肉剩下，没人爱吃。那就是鸡胸脯肉。鸡脖子很香，鸡翅膀也很香，细皮嫩肉，鸡大腿不用说了，鸡爪子都有人啃，就鸡胸脯那两大块肉，嚼着没啥味道，倒不是鸡肋，它就叫鸡胸。

于是就诞生出了一个著名的菜叫酱爆鸡丁。其实酱爆鸡丁也是这个意思。啥意思呢？鸡胸脯肉不好吃，不好入味，而且炖的时间不宜过长，时间长了以后，就像一个木材，成纤维了。所以我们琢磨出这么一道菜。

选材很简单，取鸡胸脯肉，改刀，挑去里面的一些筋膜，然后在上面切几个花刀，让鸡肉丁的表面有一些棱角和缝隙，好挂酱，好入味。

切成小丁以后，放一点儿鸡蛋清，撒点儿盐，然后加少许胡椒粉将它裹匀，裹匀了以后再用点儿水淀粉抓挠好。有个原则是别加有颜色的东西，比如生抽、老抽，要让鸡肉保持洁白光鲜的样子。

用菜籽油或花生油起锅，油热到三四成的时候，就把切好的、腌好的鸡丁滑进去。滑进去以后让它慢慢定型，定型后捞出来，等油温再上去一点儿，入锅稍油炸，然后出锅放在一边。

这时开始澥黄酱了，用黄酒澥黄酱。最好是先用葱、姜炝一下锅，或者倒炝锅。然后就把黄酱放进去，不停地翻炒，直到水汽没了。水汽没了以后，把做好的鸡丁放进去翻炒几下，根据个人喜好，可以考虑切几个黄瓜丁放进去。

看这个过程，其实特别像前面做炸酱面的过程。炸酱面用的是五花肉，在酱里翻炒，这个用的是鸡肉。炸酱面是酱多肉少，这个是酱少肉多，就让它上面挂上一层，成品菜白里有酱，酱里有白。这是一道很好的下饭菜。

这时你吃鸡胸脯肉就不会抗拒了，因为它很嫩，而且很香。

3 臣 2：昆布海米冬瓜汤

第二道“臣”菜还是咸味的。暑天出汗多，可以给家人做一道汤，这个汤就是昆布海米冬瓜汤。

冬瓜是一种非常好的应季蔬菜。甘甜，而且又解腻、利湿、渗湿。

海米，可以改用虾米皮，也可以用鲜虾。然后根据你选的材料进行下一步，比如说用鲜虾，先剥了壳，挑了黑线，在锅里用葱姜煸一下，煸熟了以后就往锅里加开水，再把泡发好的海带切成条或者切成块儿或切成丝儿放进去，同时把冬瓜切好块也放进去。

如果用了海米或者虾皮就不需要加盐。盖上盖子用小火焖一会儿，最后海带的鲜味，虾米的鲜味都进到冬瓜里，混合的鲜甜甘美的味道融入汤里，是一道非常好的汤菜，喝完以后就很舒服。

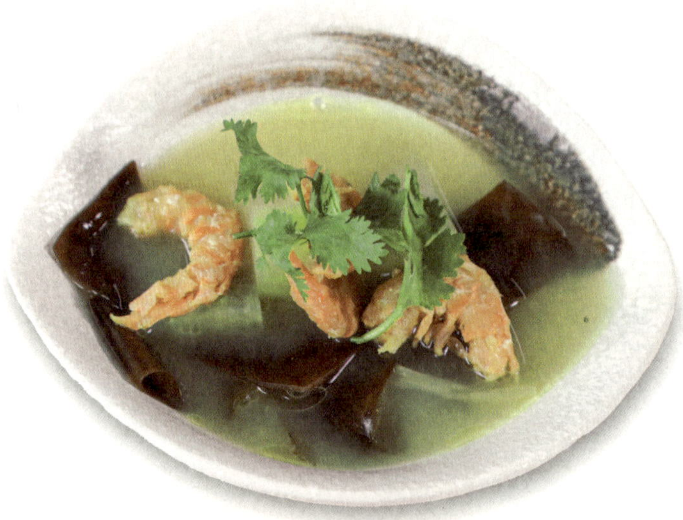

昆布海米冬瓜汤

4 佐：紫背天葵

第三道菜我们用点儿反佐的了，吃这么多咸的、鲜的，要苦的反佐一下。

今天给大家介绍一种菜，叫紫背天葵。紫背天葵跟紫苏一样，它正面的叶子是绿的，背面的叶子是紫的，只不过紫苏上面带毛毛。

在清热解毒的中药里面就有紫背天葵这个药。因为它生存能力特别强，成活率高，随便掰下一枝往土里一插，第二天就能活。所以现在很多农户都种植这个菜。

推荐给大家这道药食同源的菜，就是让吃咸、鲜、辛、辣的东西太多的我们，有意识地吃点儿苦的味道去反佐。

紫背天葵吃起来有点儿像木耳菜。今天推荐两个做法，一个是蒜蓉

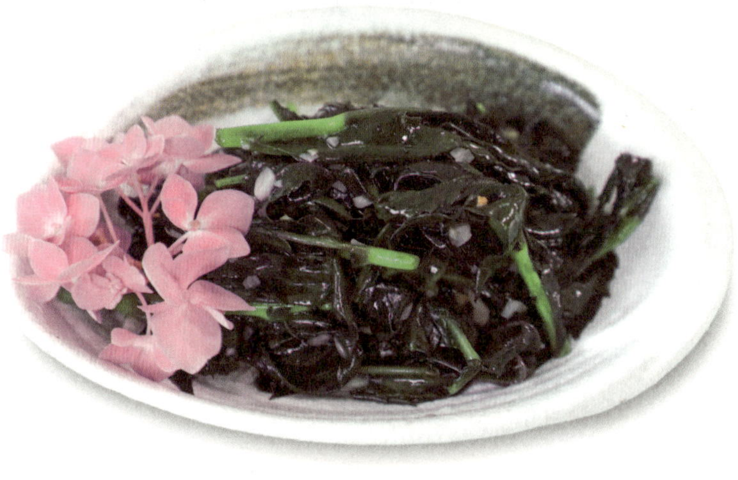

紫背天葵（蒜蓉炒）

炒。先把新蒜拍扁，然后切碎，做成蒜末。锅里放菜籽油，油温上来以后，把蒜炸出蒜香，然后就把洗好切碎的，切成段的紫背天葵放进去，翻炒出水，出的水是紫色的，然后撒点盐就可以出锅了。

另外一个做法就是用麻酱。夏天了很多人不想炒菜，可以用点儿麻酱凉拌。把紫背天葵洗干净，切成段，锅里放点儿盐和油，然后把紫背天葵焯一下水，焯熟了以后迅速过凉，过凉会使它变得脆。然后调好芝麻酱，芝麻酱很简单，用黄酒加点儿盐，澥开了它，变成一个稀汤儿，直接浇在焯好的紫背天葵上，就可以开吃了。

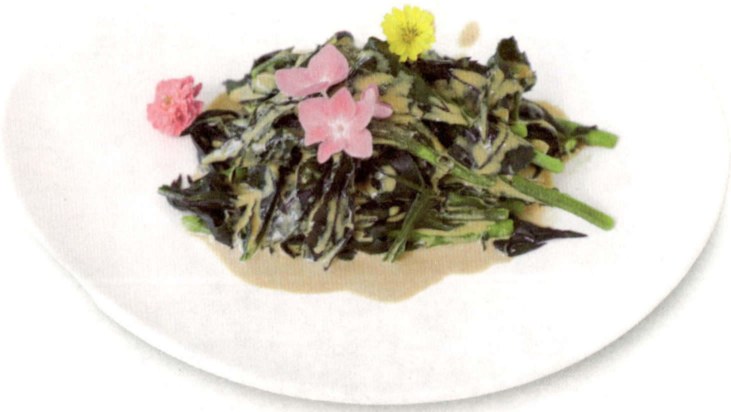

紫背天葵（浇麻酱）

5 使：桑葚

最后我们用点儿酸的菜，收敛一下我们过度开发的心气。用什么酸味呢？厚朴院子里几棵大的桑树，十年前还是半人高，现在都参天了。夏季正好桑葚出来了。

为了避免车太热，我经常把车停到桑树底下，结果开车的时候车棚顶上落下来的全是桑葚。桑葚是一味著名的中药，也是一种著名的水果。作为著名的中药，桑葚是非常好的滋补肾阴和肺阴的药，味道是酸甜的，还能让头发变黑、变得滋润，能缓解眼干、嘴干、口干，甚至阴道发干等症状。

桑树全身都是宝。桑叶用来降血压，收敛出汗，缓解肺气虚；它的树皮，我们叫桑白皮；桑树上还有一种寄生的植物叫桑寄生。

我们厚朴还有一个特殊的治疗方式，是周稔丰老先生传给他的儿子周明，周明老师传给我们的。周老建议我们把筷子粗细的桑枝，弄两尺长，捆成一捆，有事没事拍打自己的身体。

桑葚有两种，一种是白色的，一种是黑色的。没成熟之前完全酸，成熟了以后是甜里有酸，酸里带甜。所以在这个季节把新鲜的桑葚采下来，吃完饭以后吃几个，这也算一个事儿。吃不完的桑葚，可以采下来，做成桑葚酱，以后想起来就可以吃一点。

桑葚酱的具体做法就是准备好桑葚、少许白糖、半个柠檬。把桑葚放水里，加点儿面粉把它洗干净，因为面粉吸附、带走脏东西的能力特别强。把水分控干后，将白糖搅拌进去，柠檬汁挤出水也搅进去。然后放到锅里，不用放油，慢慢翻炒，最后炒出汁，然后收点儿汁，装瓶瓶罐罐里吃就行了。

我说别吃水果，因为水果里的酸对胃黏膜伤害特别大。有人就问："你

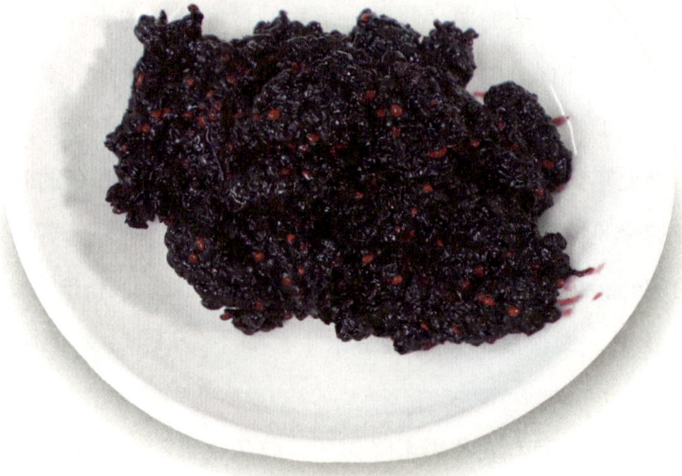

桑葚酱

不让我吃水果，我拿微波炉热一下吃行不行？”还真行。现在科学研究说微波炉可以把水果里的维生素 C 破坏，就降低了对胃黏膜的损伤。所以当你想吃水果时，实在不行，那就做熟了吃，吃个蒸梨，或拔丝苹果，拿油炸一下。

祝大家用膳“怡”！

第17章

芒种南方膳

粽叶，在北方用的是芦苇的叶子。芦苇生活在湿地沼泽里面，它出淤泥而不染，化湿利湿的效果特别好。

粽叶煮熟了以后，味道特别好闻，后来我发现上学时学温病的方剂，银翘散，还有桑菊饮里都用了芦根。

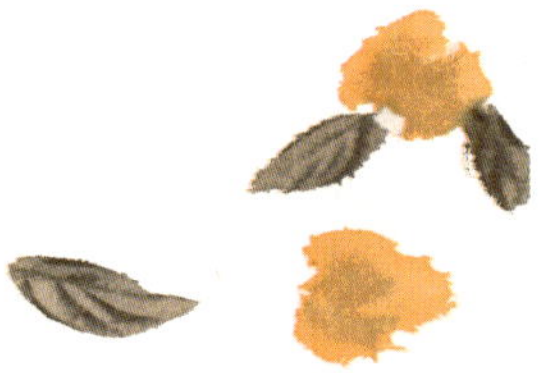

1 端午是什么意思？

先讲一下端午。中国人的祖先里一些高级的“智慧分子”，就是天文观察者和历法的制定者，这些人最早是女性，叫巫，后来有了男性，叫觋，最后演变成了写史的史官，而且都是一个家族，十几代人几十代人从事着同一项工作，所以中国的天文记录是最完全的。

端午是两个概念，一个是端，一个是午，端是发端、开始的意思，午是如日中天，我们说午时，正午的意思。这里讲的不是昼夜，而是四季。端午节是阴历的五月初五，五月初五一般出现在立夏（夏天的开端）和夏至那一天的中间（午），夏至是如日中天日影最短的那一天。比如 5 月 4 日立夏，6 月 21 日是夏至，端午就在 5 月 28 日左右。它和阳历二十四节气的某个阶段对应，但是不固定，因为阴阳历会因为月亮绕地球公转的周期和地球绕太阳公转的周期不固定，大概十九年能重合一次。

每个人出生的那一天都有一个阳历日子和一个阴历日子，到了第二年以后就乱了，阴历和阳历基本上不在同一天，但你会惊奇地发现十九年以后它们会重合。我们聪明的祖先用了十九年加七个闰月的方法让它保持平衡。所以端午节是中国用阴阳合历的办法加闰月，使得阴历跟四季的变化能吻合和接近。

我们到故宫参观，会经过天安门，然后再经过一道门叫端门，下一道门叫午门，午门大家都知道“推出午门问斩”，午门是正午，又是正南，阳气最足时杀人。

过端午节为啥要吃粽子？有 90% 的人说为了纪念屈原，屈原投江了，我们弄点儿粽子让鱼吃粽子。直接往江里面撒粮食不好吗？干吗还包一层叶子，不考虑鱼没有手解不开绳？

据考证，在屈原投江之前人们就开始吃粽子了，只不过屈原自杀那天赶上了端午节，这不在我们的讨论范围，就此略过。

2 君：粽子

粽子学名叫角黍，角是三角形的角，黍是黍米的黍，上面一个禾木旁，底下一个水，叫角黍。

为什么叫角黍？这是中华古文明的传承，是我们观测一个叫大火星的星象，属于二十八星宿里的。观测到这个星以后，我们观测到历法进入了干支纪年的五月，这个五月就是中午的午，论排辈，它也是一二三四五的五。

祖先们就用大火星三角形跟周边的星星构成了一个很有意思的形状，大黄米包成星宿的那个样子，去祭祀大火星，这就是角黍的由来。

后来随着民风的演变出现了南北两个派，北方的派用黄米加红枣包粽子，蒸熟了以后是甜的。南方的派用糯米加咸肉包粽子，蒸熟了以后是咸的。

粽叶到底是什么的叶子呢？很有意思，居然有人说是荷叶，还好没人说是竹叶，虽然它像竹叶，但并不是。竹叶是苦的，比茶叶还苦，喝完以后让你觉得生活没有意思了，熊猫吃那么多竹叶，所以性欲极其低下。

粽叶，在北方用的是芦苇的叶子。芦苇生活在湿地沼泽里面，它出淤泥而不染，化湿利湿的效果特别好。

粽叶煮熟了以后，味道特别好闻，后来我发现上学时学温病的方剂，银翘散，还有桑菊饮里都用了芦根。

在孙思邈的千金苇茎汤里面用了芦苇的茎，它叫苇茎，他说煮这个东西令香气大出，然后喝这个药，一是有芳香化湿的作用，二是有清热利湿的作用，吃完以后让人消肿排便水湿不停留，所以芦叶本身就是一味很好的药。

我记得小时候过节，我们家里吃完粽子以后，芦苇叶子还留着，我妈又把它刷得干干净净，放那晾干，明年接着用。

下面介绍一下南方的咸肉粽，也有人写鲜肉粽制作的方法。前文说了端午节是祭祀苍龙，苍龙中间是个心宿，我们叫心，这颗星就是大火星，有的民族或者是地方管它叫天狼星。这颗星星在端午节左右、傍晚的时候在正南方，南方有朱雀，又代表心，所以我们包一个像心脏（臓）形状的粽子，里面放点咸味的肉，祭祀上天，然后也慰劳自己，这是它的原始的意义。

端午节是中国的三大传统节日之一，春节过了，就是端午节，间隔有四个月；然后到中秋节（八月节），端午节到八月节是三个月，再过四个月又春节了，所以它是一个重要的节日。以前人们看望老师也是叫三节两寿，就是春节、端午节、八月节都要看一下老师，两寿就是师父的生日和师娘的生日，要去表示一下。这是一个传统。

我们现在节日可能太多了，又加了各种洋节，大家有点儿疲了，没有了新鲜感、兴奋感，也没有了仪式感。

其实，节日是一个修身养性、唤起希望、注入希望的日子，我记得我们小时候不管家里再穷再苦，过节的时候，我妈都要张罗，张罗着买粽叶子、蒸粽叶子，包粽子，然后做凉糕，让孩子们都欢天喜地的，所以现在的家长一定要重视这个节日。

最好是自己做，一家人一起包粽子，就有一种氛围。

粽子叶除了芦苇叶，有些地方用的是跟芦苇差不多的叶子叫菰叶，菰大家可能不太熟，但是一说茭白就知道了，菰就是茭白的叶子。菰熟了以后还长一种种子叫菰米，以前人们也吃。菰的叶子也可以做，如果在南方可以买到或采摘到新鲜的芦苇叶或者是菰叶，在北方需要用干的粽叶，用水泡几个小时，再上锅蒸一下，不然会很脆，包粽的时候容易断了。还有包扎捆绑粽子的绳，也是用这种叶子做成的。但现在好多人用那种线绳，讲究的话，还是用原汁原味的好。

先准备糯米，糯米需要泡发几个小时。然后准备咸肉，用火腿更好，如果没有咸肉现买五花肉用酱油泡着腌的也可以。然后这君臣佐使应该是米多肉少。再准备点猪油，没有猪油直接去买点猪的下水大网膜，像网状的那个东西，这时候粽子叶准备好了，米也泡好了，肉也腌好了，就可以包粽子。包粽子要求手法很精巧，比包饺子更复杂一点。

包好了以后，可以上锅蒸，一般要蒸一个小时左右；也可以煮，煮的话也要煮一个小时到一个半小时。

这里有一个诀窍，就是用草木灰的水，或者是用放了碱的水去煮粽

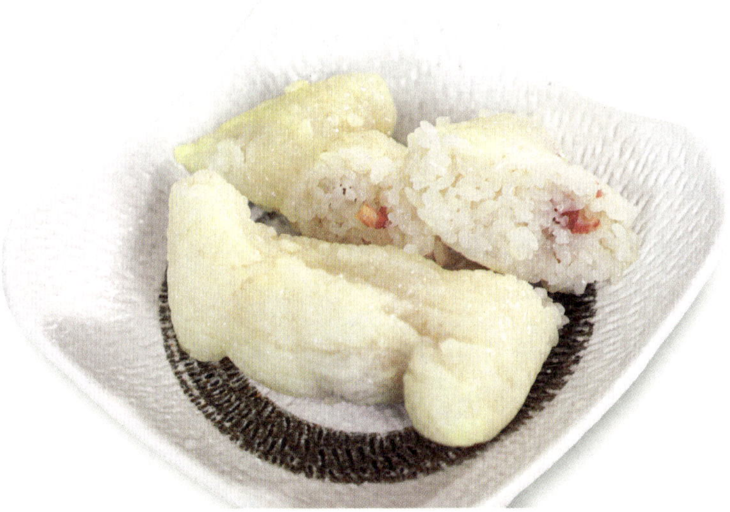

咸肉粽

子，煮出来风味口感特别好，因为粽子叶被含碱的水煮了以后，香气更浓烈。

总的来讲，咸肉粽其实就是个主食，五谷为养，五畜为益，味道咸鲜，而且吃的时候需要热着吃，里面有猪油。

还有的地方加各种什么海鲜、豆子，就不介绍了。

3 臣 1：清蒸鱼

下面说一下主菜，配合主食还是用海鲜，这里介绍一个特别简单但是好吃的制作方法——清蒸。

清蒸海鲜，大家可能说什么样的鱼都可以清蒸，其实不是，淡水鱼一般都有很重的土腥味，鱼也比较大，清蒸出来的味道不是很好，所以一般淡水鱼还是红烧、干烧、糖醋，用一些调料的味道掩盖它的土腥气。

而海鱼生活在海洋里土腥味就不重，如果鱼很新鲜，再用红烧或糖醋的方法，就相当于给一个天生丽质小姑娘浓妆艳抹，真是暴殄天物。

清蒸的所有海鱼，别图排场，鱼个头越大越不好吃。反过来说就是个头越小越好吃，这是我到珠海跟当地朋友学到的。

中国人讲究治大国若烹小鲜，小鲜是最鲜美的，所以我们出去吃饭的时候最好还是点小个头的。

鱼有一个特点，刺越多肉越嫩，但很多人吃鱼有被伤过的阴影，特别怕刺。老外吃就是大块吃鱼肉，把刺全剔掉，老外吃饭有一个穷讲究，他们认为一边吃肉或鱼一边吐骨头不礼貌，所以他们收拾东西是把骨头都去掉。

清蒸鱼还有一个秘诀，就是时间控制在 7 分钟，别超过 7 分钟。另外还有一个技术要求，盘子要先蒸热了，或者先拿开水烫热，别以为就这么点儿小细节，它可特别影响口感。

蒸鱼的时候，一定要在盘子上面先垫一层生姜，把鱼垫起来，鱼身底下空气能流动，蒸汽能进去，它不是让盘子烫熟的，而是让蒸汽蒸熟的，这时候鱼的味道很好。

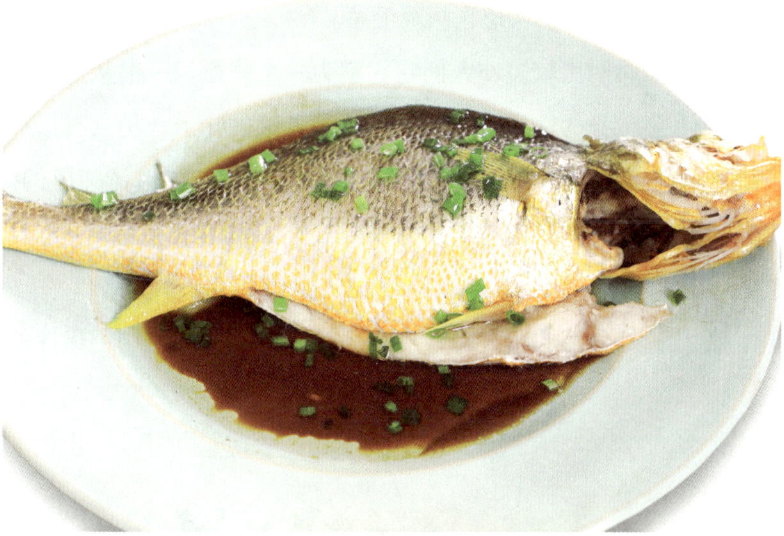

清蒸海鱼

具体制作方法如下：把新鲜海鱼收拾好了，把里面的黑膜、血污收拾干净，肉厚的地方划一刀，横刀、竖刀都可以，千万别拿盐腌，最后淋点儿汁放点儿盐是最好的，收拾好了以后就装盘。

小鱼可以多放几条，一条大鱼就把它劈成两半，如果这鱼比较薄，也不用劈两半。往肚子里面塞点儿葱、姜，身上划几刀，放进去蒸，出锅时用花椒油烹一点葱花浇上去，或者淋一点专门用于清蒸鱼的配汁。

新鲜鱼有个特点，蒸出来眼睛是凸的，不是那种臊眉耷眼凹陷的扁的。

4 臣 2：鸡油鸡毛菜

下面讲一个素菜，作为“臣”菜还是补心的。我推荐一道上海的名菜叫鸡油鸡毛菜，鸡毛菜很普通，不普通之处在于用鸡油炒。人吃完大鱼大肉以后，需要一些爽口的素菜，荤素搭配身体才好。鸡毛菜其实就是小白菜的一个幼苗，上海人喜欢把它叫鸡毛菜。

鸡毛菜生长周期比较短，人们吃它就为一个鲜嫩，一般从播种到采收就三周。鸡毛菜本身的性质偏寒，味道就是青菜的味道，稍微有一点点苦味，药用价值也很明显，有非常好的清热解毒作用，能够清肺里的痰热，所以有一些食疗方法就是用鸡毛菜煮水喝或吃焯熟了的鸡毛菜，本身就有很好的药用价值。

葱、姜、蒜是热性的，大多数青菜还是偏凉，所以我们用热性的食材

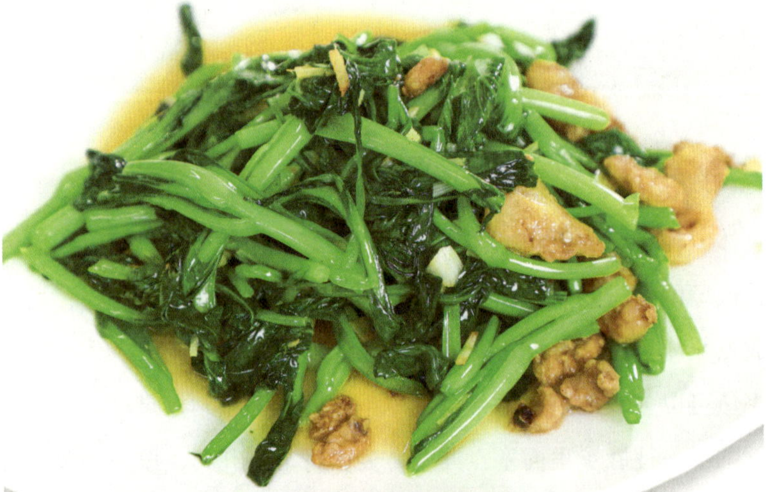

鸡油鸡毛菜

平衡它。鸡油家里一般都不会存，也就是赶着家里刚炖了老母鸡，把鸡油撇出来，炒个鸡毛菜。荤素搭配，寒热搭配，对人体有一种综合的营养，不会走偏。

炒鸡毛菜，我们一般是将鸡油放进去，葱、姜炝锅，然后把新鲜的、洗干净的鸡毛菜放进去翻炒，翻炒出汤水以后撒点儿盐，就可以出锅了。很简单的做法，但吃起来很香，鸡毛菜炒了以后出的汤也很好喝。

5 佐：冰菜（穿心莲）

佐菜我们推荐一个新的菜叫冰菜，冰菜北方人见得不多，主要广东、福建那边出产，这个菜的叶子非常肥厚，比较嫩，表面上有绒毛，好像云南也有这种菜。一般都是在春夏两季采摘做凉拌菜，炒菜、做汤也可以。

冰菜是一种营养价值比较高的绿色蔬菜，从科学的角度来讲，它对肝脏（臓）有比较好的保护作用，能解酒毒。在喝酒的时候搞点冰菜凉拌，吃了以后可以解酒毒。另外现在科学研究发现它还能提高人的心肺功能。

北方人不太熟悉冰菜。但是科技、物流发达以后，北方也慢慢有了冰菜，有的地方把它叫“穿心莲”，不过，并不是中药穿心莲。

冰菜我们就用蒜蓉炒一下，洗好了，然后蒜切碎成末，最好用猪油，起锅烧热猪油，将蒜末放进去，煸出香味，把冰菜倒进去就可以了。

还有一种吃法，干脆不用蒜蓉反佐，直接把冰菜用开水焯熟，然后浇上芝麻酱的稀汁，澥芝麻酱时用点儿黄酒或加点儿酱油，凉拌着吃，也是夏天很爽口的一道蔬菜。

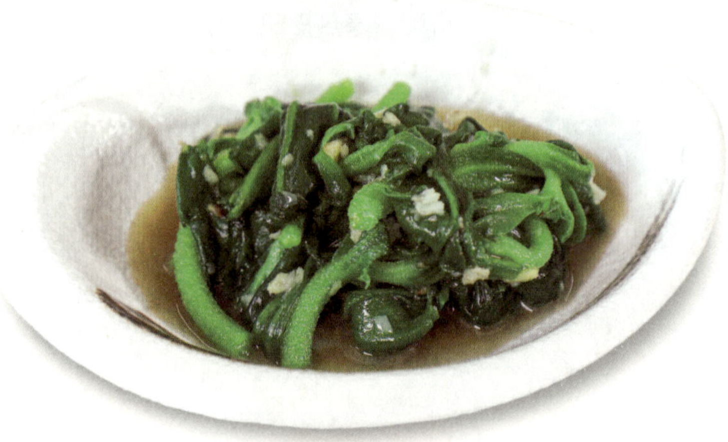

蒜蓉冰菜

6 使：凉拌西红柿

最后我们用一道酸味菜去收一下。这道菜很简单，就是大家从小都喜爱的一道菜——凉拌西红柿。西红柿炒鸡蛋和凉拌西红柿，好像是每个中国家庭都爱吃或都吃过的菜，尤其是凉拌西红柿，每次做都能吃得干干净净。

我们儿时吃的西红柿酸甜可口，现在的西红柿已经不是那个味儿了，第一不酸，第二不甜，第三主要是皮特别厚，长的还是那个样吃起来完全不同，原因在于品种的选择。

因为农场要挣钱要运输，想赶着提前上市，运到远的地方，打个季节差，然后卖个好价钱，所以要求西红柿一定要皮厚。而且基本在半生不熟

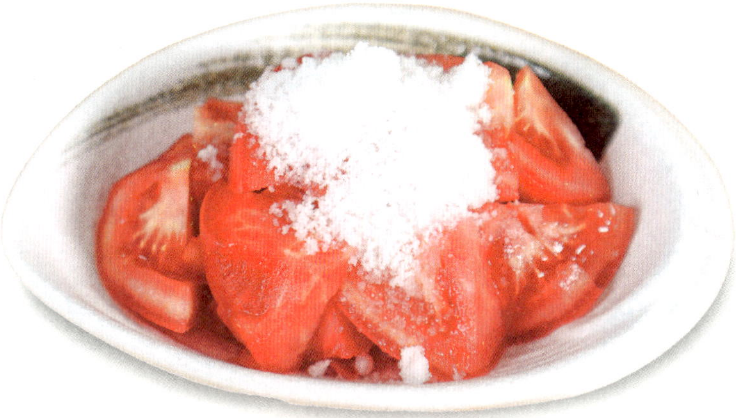

凉拌西红柿

时摘下来去运输，到了客户手里，基本上都是捂熟的，我常感慨在美国吃东西不好吃，因为以提高产量、方便运输、方便储存为目的，而不是以口感好吃为目的。所以芹菜粗得像胳膊，鸡肉也都跟纤维似的。

日本不一样，日本有农业保护政策，所以无论是大米的种植，稻子的种植，还是走地鸡的选育，都以好吃为前提。好吃价格高，农民有积极性，喜欢它的人也能吃上，这是良性循环。

现在我也在搜集老的西红柿品种，有一些小众的农场还在种，吃起来味道跟以前的接近，但也差一点。

另外我吃过一个比较好的西红柿品种，是盘锦出的碱地柿子，碱是盐碱地的意思，盘锦有滩涂，有红海滩，碱柿子尽管是绿色的，而且长得也很丑，但味道挺好吃。

凉拌西红柿的做法如下：将西红柿洗干净，摘掉西红柿的柿蒂，把蒂的硬核挖掉，然后在底部划一个十字刀，用开水烫一下，烫了以后沿着十字刀的刀口一扯，皮就下来了。凉拌西红柿一定要去皮、去蒂，把收拾好的西红柿切成块或片，撒点儿白糖，凉拌西红柿就做好了。

祝大家用膳“怡”！

第18章

夏至北方膳

到了夏至，北方有吃面的传统，冬至一般吃馄饨。当然，北方不管什么节气都爱吃饺子。

吃面的原因，第一个是夏天天气炎热，人们确实懒得动烟火，又闷又热。第二是人的食欲也不是太好，就想吃点儿爽口的，操作简单容易的。面条是首选。比如我要吃发面的，还得蒸，还得发酵，饧面、和面，很麻烦。所以，夏天吃面是一个简单的选择。

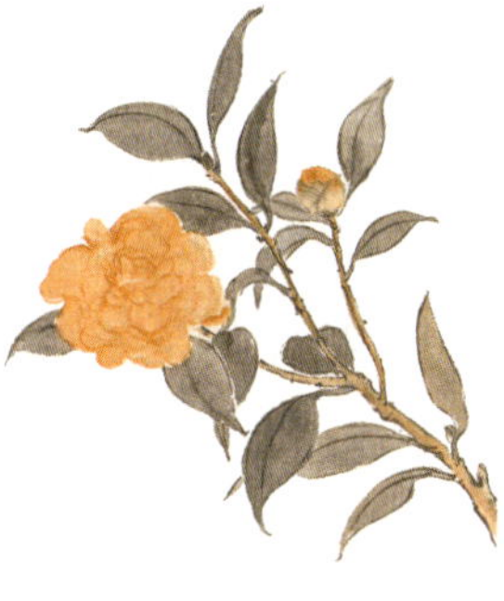

1 君：榨菜肉丝面

到了夏至，北方有吃面的传统，冬至一般吃馄饨。当然，北方不管什么节气都爱吃饺子。

吃面的原因，第一个是夏天天气炎热，人们确实懒得动烟火，又闷又热。第二是人的食欲也不是太好，就想吃点儿爽口的，操作简单容易的。面条是首选。比如我要吃发面的，还得蒸，还得发酵，饧面、和面，很麻烦。所以，夏天吃面是一个简单的选择。

前面介绍过炸酱面，因为夏天出汗多，人们喜欢吃点儿味道偏咸的。到了夏至以后，就是暑伏天了，有汗出不去，就想吃点儿有咸味但是不那么黏腻的，也就是爽口的东西。

老北京有一个叫盐汤儿面的东西。以前家里都有一个腌咸菜的缸，里面有腌咸菜的水，本身就齁咸。这时把浮沫打去。舀点腌咸菜的水放到锅里，放点儿花椒和葱花，或者放点儿姜就煮。煮完了以后也不用调味，再在另一口锅里煮点儿面条，再把这盐汤儿浇到面条上，或者再加点儿新鲜的菜码，比如豆芽、黄瓜丝什么的，一份爽口的面就做好了。

本篇推荐的面其实跟盐汤儿面差不多。现在家里都没有了咸菜缸，我们就改用榨菜，取一个清爽。清爽的意思，就是没有打卤面那么黏稠，没有炸酱面那么腻，清清爽爽地吃碗面。

榨菜肉丝横行天下，原因就是好吃。第一，它可以做菜；第二，它可以做汤；第三，它可以做榨菜肉丝面。它不是卤，其实叫汆。

我在美国待了一年，住在马里兰州。马里兰州离华盛顿很近，坐地铁就能到华盛顿市中心。华盛顿有个第七街，是很老的唐人街，比纽约法拉盛老多了。

我有时候就到唐人街找中国餐馆吃份中餐。其实美国的中餐都改良了，为了迎合美国人的口味，按美国人的理解去做中餐，里面总加一些奶油等甜的东西，说是那个菜，一吃并不是那个味。唯有一道菜没有什么变化，就是榨菜肉丝。所以我有时候去点一道榨菜肉丝，然后要碗米饭，缓解一下相思之情。

后来在日本我也找到榨菜了，有些超市里面有来自中国的食品。

我们小时候吃的是榨菜疙瘩，腌好的榨菜那头，上面还有点儿红辣椒末儿。小时候馋，逮着就咬一口，又咸又辣，真的很好吃。现在，普通包装的榨菜丝没那么咸，也相对方便，大家可以自己选。

接下来还要切点五花肉丝，里面加一点胡椒粉、盐，用水淀粉或用鸡蛋清裹一下，上面倒点儿食用油把它锁一下。很多人直接干炒，炒了以后肉就很柴、很硬，不好吃。

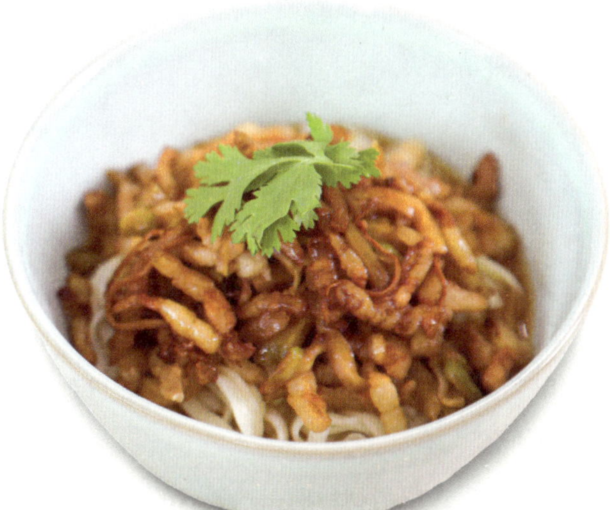

榨菜肉丝面

另外，准备好葱、姜，切好备用。

操作方法就是先煸肉丝，把腌好的调好味的、挂好浆的五花肉丝，下一点底油炒，等炒到水分干了、出油了，颜色也变了，这时放入葱、姜，继续煸炒，炒出香味，再把榨菜丝放进去，继续炒。

这时你可以根据自己的口味加一点生抽或老抽，或者什么都不加就加点儿盐。这时有个讲究，榨菜肉丝炒好以后，盛出来一半，另一半加两碗开水进去，就成了榨菜肉丝汤。

另起锅煮面条。手擀面、挂面、龙须面都行，一定要煮熟，煮熟以后别过凉水。把面装出来，再把刚才锅里连汤带汁的榨菜肉丝汤先盛到这个碗里，让它没过我们煮好的面条。最后，把炒好的榨菜肉丝盛出来铺在上面，这叫汆面。

如果你把面放在榨菜肉丝的汤里煮，那叫炝锅面或搁锅面。如果你把榨菜肉丝浇点儿水淀粉，弄成黏稠状，就叫打卤面。我们这个是煮成清汤、鲜汤，在上面放点儿榨菜肉丝，这叫榨菜肉丝汆面。还可以根据喜好放点儿香菜。

这碗面吃下去，神清气爽。

2 臣1：宫保鸡丁

我推荐的“臣”菜是著名的川菜宫保鸡丁。可以写成保护的“保”，还可以写成爆炸的“爆”，都对。

为什么叫宫保鸡丁？这跟清朝后期一位著名的官员丁宝桢有关。丁宝桢最早在山东做巡抚，相当于山东省的省长。他做的最大一件事就是把偷偷溜出宫的太监安德海宰了，宰了以后，不仅没被慈禧太后责难，反而得到重用。后来他到四川做总督，总督就管好几个省，相当于这个地区的行政长官。

到了四川以后，他爱吃宫保鸡丁。但四川潮湿、闷热，所以他本人要求厨师把这道菜做了一个改良，这就诞生了宫爆鸡丁。

宫爆鸡丁的选材很简单，还是要用鸡胸脯肉。现在很多厨师是用鸡腿肉，鸡腿怎么做都香，犯不着暴殄天物。

做酱爆鸡丁和宫爆鸡丁，原因就是鸡胸脯肉又嫩又没味，炖煮时间长就柴，所以就用爆的方法，加了酱或麻辣的东西让它入味。这就是我们做这道菜的基本原理。

我们讲品尝食味，叫色、香、味、形、触，所以宫爆鸡丁满足了人们对菜的所有想象。色、香、味不说了，最后有个触觉就是鸡胸脯肉吃到嘴里是嫩的。

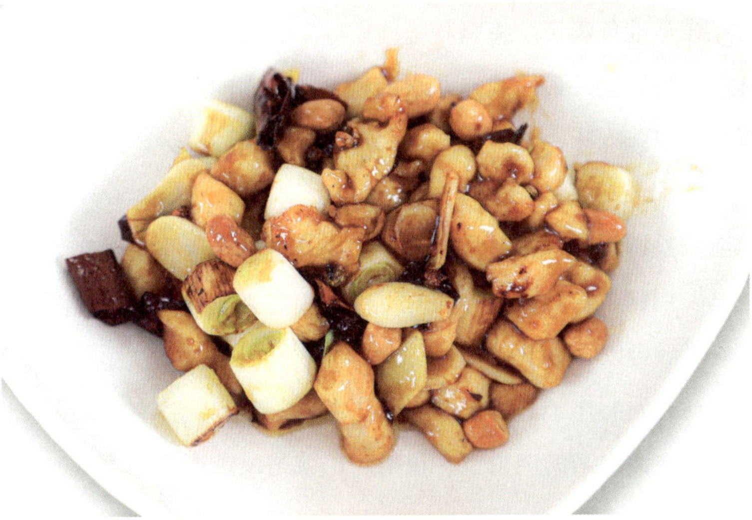

宫保鸡丁

这道菜里还加了香、酥、脆、硬的花生米。所以吃到嘴里，这面嚼着嫩嫩的鸡肉，那面嚼着脆脆的、硬硬的花生米，一起吃就诞生出很奇怪的一个触觉。

另外，这道菜中有一种胡辣味和荔枝的口味。胡是有点儿挂浆，辣是有胡椒或花椒，荔枝口味其实是酸甜，做这道菜的时候，最后用的不是酱，而是调了一个汁。

我推荐菜，第一是我吃过，第二是我会做，第三是它很经典。既然能流传几百年，就是因为它有内涵，甚至有一些我们不知道的道理。总之，实践是检验真理的唯一标准。

宫爆鸡丁的做法如下：第一，咱们先炸花生米。花生米不是下饭的，是下酒的。炸花生米，需要冷锅冷油制作，一般炒菜是热锅冷油，它是上锅时就把花生放进去，然后小火一直让它慢慢煸炒，煸炒到水分蒸发干，自个儿也出油了，就把它捞出来放凉，它自然就变得酥脆。炸好后放在一边备用。

第二步是准备鸡丁。将鸡胸脯肉切好丁，用葱姜的水放进去，里面再放点儿胡椒粉、盐，最后放点儿水淀粉，保持它的鲜和嫩，另外将所有的材料抓匀，以腌入味，再倒点儿食用油，让它锁住水分。这样鸡丁也准备好了。

第三步是调料汁，这是宫爆鸡丁的灵魂。料汁用香醋做底子，里面放生抽、盐、白糖，再放点儿水淀粉进去，让它变得黏稠，能有点儿挂糊。料汁调好了后可以尝一下咸淡。

下面就开始制作了。制作过程，还需要一些步骤，有些人直接炝锅爆炒鸡丁，这么做出来的肉很干、很柴。也就是说爆炒的那个爆，不足以让它熟透，出来这种香味。

偷懒或不懂得烹饪道理的人，直接放进去爆炒，爆炒到最后导致皮肉分离，吃到嘴里表皮上全是调料的味，没有了鸡的鲜味。

第一步还是用温油给它滑一下，就是放点儿花生油，让油温在四五成热的时候，把腌好的鸡丁滑进去，等到水分蒸腾完了，肉变得紧实，就把它捞出来，这时鸡丁已经熟了。

熟了以后，我们烹个料汁，先把鸡丁里面的水分挤出来，这样它处于一种“干渴”的状态，给它烹入料汁以后，它就很享受地“吸”进去。这时鸡丁就好吃了。

然后捞出来，另起锅开始爆香花椒。四川离不开花椒，中医把四川的花椒叫蜀椒，因为它是绿的、发青的，大家吃的大红花椒，味道没有蜀椒剧烈。

放入花椒、辣椒段，有人喜欢放辣椒酱或豆瓣酱，先把它爆炒，爆炒出呛人的香味以后，就把葱、姜、蒜都放进去爆炒，再把滑好的鸡丁放进去跟着煸炒。

炒到鸡丁均匀裹上调料以后，就把刚才调好的汤汁烹进去，再接着翻炒。这时用慢火把锅里的汁收了，收得差不多的时候，把花生米放进去，千万不能在花生米在锅里的时候喷料汁，否则一下就变得酥软。

收汁完了以后，淋点儿香油，撒点儿香菜，宫爆鸡丁就可以出锅了。色、香、味、形、触，地无分南北，人不分中外，都喜欢这个菜。

3 臣2：咸蛋黄炒南瓜

下面说一下第二道菜，就是第二个“臣”，也是以咸味为主的。这道菜说起来也有二三十年历史了，我记得1996年的时候，一位搞保健品的朋友请我吃饭，点了这道菜，当时给我留下的印象特别深。我有一个习惯，外面吃一个什么菜，相对简单点儿的，好吃的，我就琢磨一下怎么

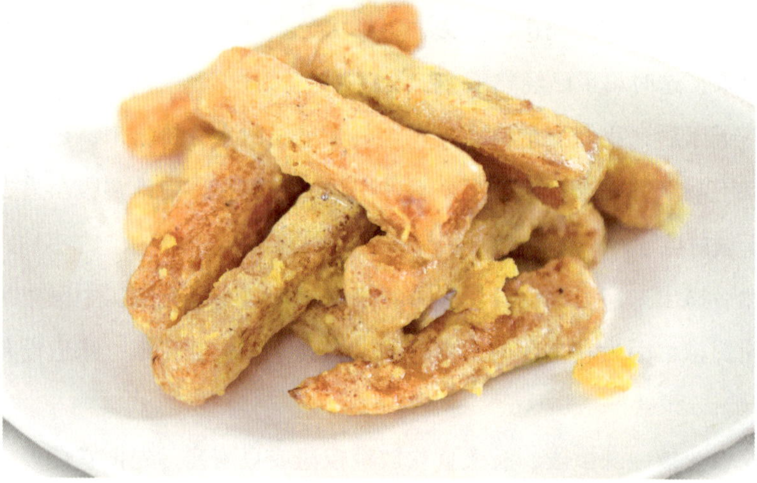

咸蛋黄炒南瓜

做，学会了就自己在家做。这道菜叫咸蛋黄炒南瓜，或者叫咸蛋黄焗南瓜、糊南瓜。

当时吃这道菜印象特别深的是它的色，就是南瓜的金黄和蛋黄的金黄融为一体。南瓜表皮是脆的，因为经过油炸，里面是甜的，表皮上包了一个跟它同颜色的咸蛋黄。吃进去以后感觉确实很不一般。

现在南瓜成熟了，我们就可以做。南瓜淀粉含量高，特别糯，以前粮食不够吃的时候，南瓜是一种救荒的、让人充饥的、很好的替代品，原来叫瓜菜代。种粮不够了就用这种瓜和菜代替主食，结果吃得每个人都面目浮肿、腿脚浮肿、面有菜色。

现在好了，没有饥荒，人天天就是吃菜不吃主食，最后把自己吃成一副难民的样子。

南瓜子可以杀虫、驱虫，另外对男人的精子成活也非常好，而且能化痰散结。

南瓜要去皮，去皮以后切成片或切成条都行。切条以后，大小要均匀。先在开水里焯一下，焯 1 分钟以后就捞出来。捞出来以后冲凉，再用点儿干淀粉裹上，可以在裹之前稍微撒点儿盐。裹好了以后，底下用菜籽油或花生油，油温高一点儿，七八成热，然后把裹好了干淀粉的南瓜油炸一遍，炸出水汽，炸出焦香。先把它榨干了，再给它点儿甜头，它就吸进去了，不然真是滚刀肉，油盐不进。

接下来准备咸鸭蛋，根据情况，一般把两到四个咸鸭蛋的蛋黄取出来。因为咸鸭蛋本身就有油，我们直接放在锅里，用一个木勺或筷子给它捣得碎碎的，然后放在小火上，一边热，一边翻炒，让整个锅布满了蛋黄，炒到起泡泡。起泡泡以后，就把炸好的南瓜条放进去翻炒。根据个人喜好，可以加点儿葱白，或者是葱叶，配点儿颜色。

最后等咸鸭蛋的蛋黄全部挂在南瓜表面了，菜就成了，可以出锅了，出锅趁热一吃，非常好。

4 佐：烧茄子或凉拌茄泥

下面说一下反佐。反佐依旧要选苦一点儿的，性质选寒一点儿的，平衡一下我们吃的鸡肉。

以下给大家推荐一款地道的家常菜，就是烧茄子或凉拌茄泥。茄子是一道非常亲民的蔬菜。我们小时候吃的有长条茄子，还有圆茄子。不管蒸熟以后拌茄泥，还是烧了以后拌茄泥、油炸了以后吃烧茄子，都是很好的百依百顺的下饭菜。还有好吃的茄丁面条，茄子都功不可没。

茄子老了以后，结籽以后的味道就发苦了，在它还没结籽没那么老之

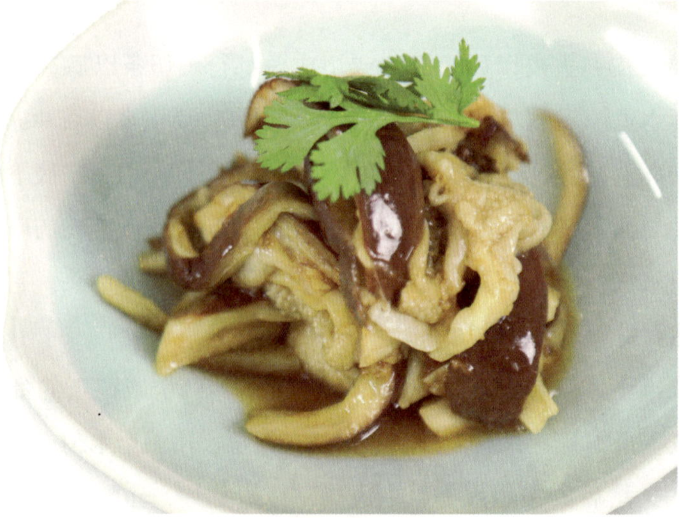

蒜泥茄子

前，味道还是甜的。但茄子的特点就是性质偏寒，很多人阳气不足，吃完茄子以后容易拉肚子，或者造成腹痛。所以茄子的烹制，一定要用阳气、火气，油温、高温、蒸汽把它平衡一下。

我印象特别深的是我爸当年给我们做拌凉菜，就是直接烧茄子，把整根茄子放在火上烧，这种烧不是烤，是直接跟火接触的。一个正常的食物烧来烧去，都要被烧坏，但茄子不是，它里面的水分很多，被烧软了、烧蔫儿了，皮被烧焦了，但把烧焦的皮扒下去，整个茄子都完好，身上冒着热气，而且全身松软。直接拿擀面杖一捣，拌上盐和蒜泥，就可以吃了。稀溜儿稀溜儿的，跟吃粉条似的。

另外，茄子油炸的时候特别吸油。有两个东西我感觉特别吸油，一个是鸡蛋，另一个就是茄子。我以前做烧茄子和地三鲜的时候，就觉得一锅油能被它吸进去半锅，说明茄子的吸附性很强。

其实这是它阴寒的一种表现。我们用高温、蒸汽、油温去平衡它，再加蒜，所以吃茄子如果不吃蒜，你等于瞎吃。

我们把茄子（吃茄子不用去皮，现在吃都是嫩茄子，等茄子太老了再去皮）切成条，上锅一蒸，或者整只茄子放在火里烧一下，烧得酥软了，蒸完了后拿出来，捣碎它，并拌上香油、盐，拌点儿蒜泥，一起搅和搅和就可以了。这就是夏天必备的一道家常凉菜——凉拌茄泥。

5 使：酸梅汤

最后说一下酸梅汤的做法。酸梅汤是一个非常经典而且传统的夏季饮品。我记得读《红楼梦》时，贾宝玉挨完打以后跟贾母，就是他的奶奶说："哎呀我渴，我要喝酸梅汤。"这是一种病态的需求。挨完打以后肝气憋在里面，瘀血在里面，这时应该吃点儿活血化瘀、疏肝解郁的药，让瘀血从小便里排出来。这时喝酸梅汤收敛，怒气、热毒还有瘀血全闭在里面了。所以贾宝玉真是该打，撒娇撒的也不是地方。

酸梅汤我说过了，以前有个成语叫望梅止渴。梅子在南方非常普遍。我在日本，在自己的校园和家里也有好几棵梅子树。梅花开得最早，稀稀拉拉的，疏影横斜。

结的梅子也比较早，比杏还早。我们一般在青梅时期，就是梅子半青不熟的时候，把梅子摘下来泡酒，就是梅子酒。果梅子的味道酸，可以平衡酒的辛温发散。

中医把梅子也当成一味很好的中药。只不过我们把半青不熟的梅子摘下来以后，要经过一道烟熏的工艺，让它变色，味道也变了，在酸的里面还有一种香味。另外烟熏以后，梅子也更适合长期储存。这味中药我们管它叫乌梅，很有特点。

乌梅非常实用，首先它能收敛失散的心气或神气，还能敛汗、止血。另外它有非常好的促进胆囊或胆汁排泄的作用，所以我们以前治疗胆道蛔虫，就要用到乌梅。它还是一味很好的收敛肝气、肝血的药，中医治疗腹痛，或者是崩漏，也会用到这味药。

乌梅的使用范围特别广。它还是外用药腐蚀剂，用来治疗鸡眼；对胃肠道息肉也有很好的治疗作用。所以用乌梅来熬酸梅汤，就是一个大材小用。

乌梅酸，可以做君。但仅有它这个酸，好像层次或者覆盖的面不够，

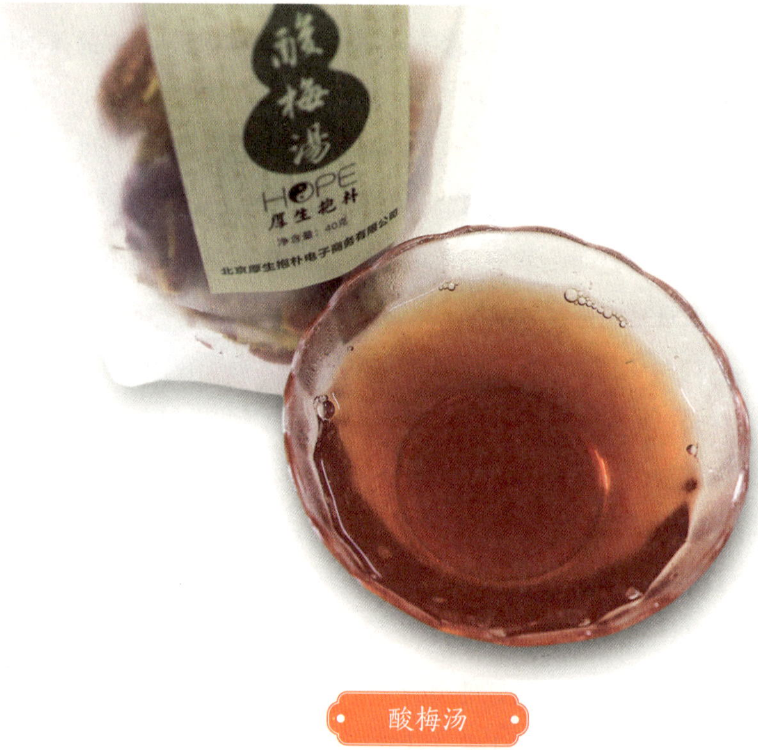

酸梅汤

所以做酸梅汤少不了跟它味道一致的酸味的食材，就是生山楂。一说起山楂人都会有点儿流口水，所以君臣同心。同样的味道，同样的性质，就丰富了酸味的层次，丰富了这种口感。

另外，要准备点儿好的陈皮，陈皮是辛温的。如果你觉得乌梅汤层次、酸味层次不够，你还可以加点柠檬汁，柠檬汁就比较鲜。

最后酸的东西太多了应该怎么样呢？应该用辛温的东西去平衡一下，不要让它收敛太过。但是记住，酸是君，想要辛温的直接喝碗姜汤就完了。这时我们选桂花，还有一个代代花。

最后要加一些使药。使药就是甜味的，让这个酸汤酸酸甜甜的。这里我们用了炙甘草，甘草的甜，跟我们一般吃的这个糖的甜，口感不一样。其实以前治疗咳嗽的很多药里面都有甘草，比如甘草糖浆、甘草片，它就是那个甜。

最后还要准备点儿冰糖。

酸梅汤的原料准备好了，下面说一下配伍比例。基本上要准备150克乌梅，100克山楂，君臣的分量还是要有点儿区别。然后甘草用上，因为它是一个使药，用得不多，用10克。陈皮咱们是一个反佐药，用上50克。然后冰糖用上30克，这就够了。

把这些所有的原料先泡一下，泡两到三个小时，这样的话药效能够出来。然后把这些泡好的东西一起倒在锅里煮，最好是像我们现在煎药一样，把它所有的材料都倒在一个纱布袋里，煮出来的汤就没有残渣了。

这么多的量，一般加五升的矿泉水或者是纯净水。大火烧开，然后关小火慢慢熬一个小时。最后放冰糖，或者是最后10分钟放冰糖。

也可以加红糖或蜂蜜。蜂蜜要等关了火出锅以后再加。

全部熬好以后，最后出锅时放代代花或者桂花，起一个点缀的作用。做好以后就放在阴凉处，别放在冰箱里。

它真正的作用是什么？一个是生津止渴，然后敛汗，最后收神回心，这是它的主要作用。另外，酸梅汤也有很好的解腻作用。

提醒一下痛风的病人应少喝酸梅汤。乌梅也好，山楂也好，都是水果。水果的酸寒对体内这种尿酸的结晶会有影响。另外这种含有蔗糖、果糖的饮料对痛风也不是太好，所以痛风的病人抿一口得了。

祝大家用膳“怡”！

第 19 章

夏至南方膳

夏至过了以后就是暑伏了，夏天的炎热变成了又湿又热，上蒸下煮，所谓“大暑小暑上蒸下煮”，基本上就是这么个情况。夏至的膳食，我们还是讲补心。所以，夏至的南方膳就用清清爽爽的海鲜粥，加上补心忘忧的萱草花，活血救心的救心菜，再加一个强心的蒿头。虽然看起来简简单单的，但是符合你的生理，符合你的心理，也符合你精神的需要。

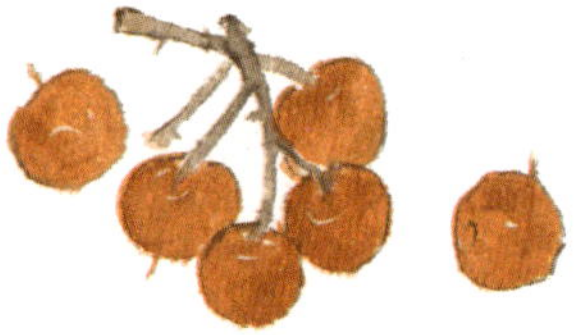

1 夏至是个大日子

中医讲“夏至一阴生”，太阳到了离我们最近的地方，日影变得最短，但从这天以后太阳会逐渐远离，看起来是阳气生发到了极致，但是阴寒或湿冷的东西会逐渐增加，所以我们叫夏至一阴生。

中医有个方子叫“阴旦汤”，夏至叫阴旦，冬至叫阳旦。冬至别看白昼最短，但我们要看到希望；夏天这么热，我们也要注意阴寒的发生，这就是中医最基本的辩证思维。

夏至过了以后就是暑伏了，夏天的炎热变成了又湿又热，上蒸下煮，所谓“大暑小暑上蒸下煮”，基本上就是这么个情况。夏至的膳食，我们还是讲补心。

过了小暑以后，我们就开始讲补脾或泻脾的饮食了，就是针对这种又湿又热的气候或环境，我们怎么吃？这两周我们还是讲补心气、补心血。又湿又热的时候，人们非常容易出现一种情况，中医叫疰夏，就是没胃口，什么也不想吃，其实这是对的。因为我们的阳气都跑到体表了，肚子里反而变得阴寒或阳气不足，胃肠蠕动也不那么主动，所以显得就没胃口，这时候再强吃或吃点儿冰的，就等于雪上加霜。

我治疗过很多中暑的病人，都是高烧但肚子冰凉，如果高烧给他用凉药，那就大错特错了，这时反而要用热药把肚子里阴寒的东西化开，让气血恢复流动，体温才能降下来，这就是中医的治疗思路。我妈小时候教育我们就是“冬暖脊背夏暖肚”，夏天睡觉的时候，一定要在肚子上盖点儿东西，我看很多人吹着空调，吹着风扇，敞着肚皮睡觉，那就不叫“虚邪贼风”了，简直就“强盗风”直接进去了。

人没有胃口，就要吃一些鲜的食物，略微清淡一点，清淡是相对油腻而言的，这时如果吃肘子，啃猪蹄，想想都觉得腻。

2 君：潮汕海鲜粥

我非常喜欢广东潮汕、顺德的饮食方式，它们的特点是新鲜简单，还好吃，所以本篇的“君”我们就推荐合二为一（主食和菜），叫潮汕海鲜粥，听这名就挺爽。

之前讲了海鲜生腌的方法，也说过你的肚子一定要热，才能那么吃生鱼片，真正吃海鲜一定要蒸熟、煮熟、烤熟了吃。还有一个更高级的方法就是煲粥。我在青岛的时候，学生请我吃蒸的海鲜，桌子中间放一口锅，把海鲜放里面隔水蒸大概七八分钟，一锅海鲜就好了。

这其中有一个窍门就是在蒸海鲜的网盘下面还有一锅粥，所以蒸海鲜的一些汤汤水水（当然前提是海鲜壳都要洗得非常干净）就滴在下面的粥里，吃完海鲜以后，盛一碗粥，放点儿姜丝、香菜、葱花，撒点儿胡椒粉，一喝非常舒服。

我们很早就认识到吃海鲜不能替代吃主食，但是如果把海鲜和主食放在一起，这叫相得益彰，两全其美。

另外煮海鲜、蒸海鲜和拿粥煲海鲜有什么不一样呢？我觉得用粥煮出来的海鲜熟得更彻底，而且味道更好吃，为什么？我举个例子，以前冷兵器时代，攻城墙搭个云梯往上爬，上面人要么拿枪捅，要么拿刀砍，还有一招就是从上面往下泼滚油和热粥，为的是把攻城的敌人烫伤。

为什么不浇开水？因为开水烫在皮肤上，有一个蒸发过程，从上面泼下来，到身上的过程中开水会损失很多热量，再到身上又有一次蒸发，而油和粥紧紧地贴在敌人的身体上，热量完全散不出去，那个烫伤是深度烫伤。

开水烫伤，可能就起个水泡，过两天消了，结个痂就好了，但如果被粥烫伤了，那就是深度烫伤，不是在体表，是要留创伤和瘢痕了。

说回潮汕海鲜粥的具体做法。第一，肯定是用砂锅。第二，海鲜一定要新鲜，基本上就是海螃蟹和虾，当然有的地方也有鲜的鱿鱼，但有一点我一定要强调，夏天就吃新鲜，不要把干贝即瑶柱什么的放进去。

砂锅准备好以后，先收拾海螃蟹和虾，特别是把虾壳剥了，虾线挑了，把虾头攒到一起。然后在砂锅里面放点儿花生油，放点儿姜丝，把虾头放进去煸一下，煸到虾壳红了，当流出红色的虾酱或虾子颜色的虾汤，一壶开水倒进去，这时把虾壳捞出来，捞出来以后，就把熬粥用的淘洗好的大米放进去。

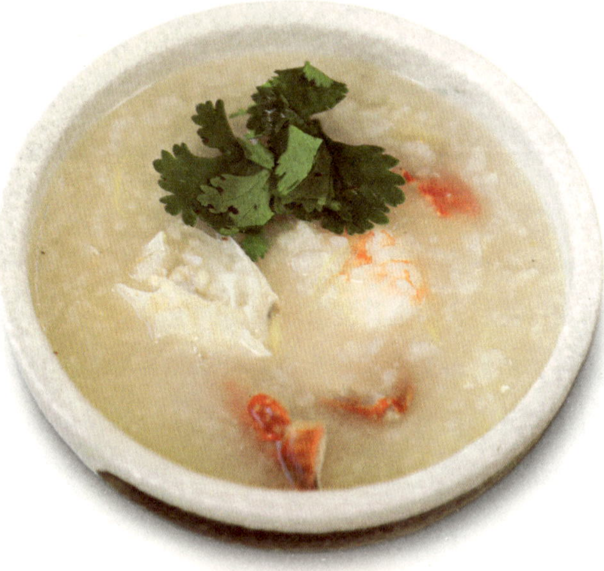

潮汕海鲜粥

有人喜欢东北大米，有人喜欢泰国香米，有人喜欢当地的米，随你的口味，但大米一定要泡一泡、淘一淘，这样更容易出米油或米汤。

熬海鲜粥还有一个诀窍就是学广东人熬粥，放点儿花生酱进去，粥的稀薄程度根据你自己的口味定。

很多人教做潮汕粥，有的人稀汤寡水的，有的就特别稠，还有的人最后还得拿面粉、水搅匀，往里面浇，增加黏稠度。

如果想以吃粥为主，海鲜为辅，准备的锅要大一点；如果想吃海鲜和吃粥差不多，那就是在熬粥熬出来浓汤以后，把其中的一些米捞出来，捞出来的米做捞饭或不吃都行。我们要的是这锅粥，要的是浓稠的米汤，煲粥到最后一定是水米交融，融为一体，水中有米，米中有水，这是最高的一个境界。

另外，不要用大火，中小火煮20分钟以后基本上好了，我们可以再切点儿姜丝，把收拾好的海螃蟹块先放进去，2分钟以后再放剥好的鲜虾，再过2分钟放点儿冬菜。冬菜是粥的一个灵魂，因为冬菜是咸菜，放了冬菜以后，粥里不放盐都行，这是一个点睛之笔，也突出了咸补心的效果。

最后撒点儿香菜和胡椒粉，就可以出锅了。这时喝一口粥，挑个虾，再把螃蟹里的黄，蟹腿里的肉嘬一口吃进去，就完美解释了中医讲的“甘受和，白受采”，在主食的铺垫下，吃进去的任何肉类、海鲜都可以得到很好的消化。

3 臣：凉拌黄花菜

第二道菜是“臣”，补心气的。前面曾经讲过，北方的木樨肉里有个灵魂的菜叫黄花菜，又叫金针菜，也就是萱草的花。这个萱草的花是采来以后晒干保存下来的，需要泡发。夏季是萱草要开花又还没开花的时候，我们把它采下来晒干保存。中医讲精气神，花还没开的时候，所有的精华在花蕾里，开了以后，它的气就有点儿泻了。

中医用的金银花也是取它的花蕾，厚朴院子里种了几株藤本和木本的金银花，我妈会每天早上起来采点儿花蕾保存。萱草花是一种忘忧草，“合欢蠲忿，萱草忘忧”，是一个能让人莫名高兴的草药，也是个食材。

但要注意一点，新鲜的萱草花如果没有用开水焯透或煮透，吃了以后容易刺激胃肠道，有吐泻的反应，现在科学研究发现它还有一种碱在里面，

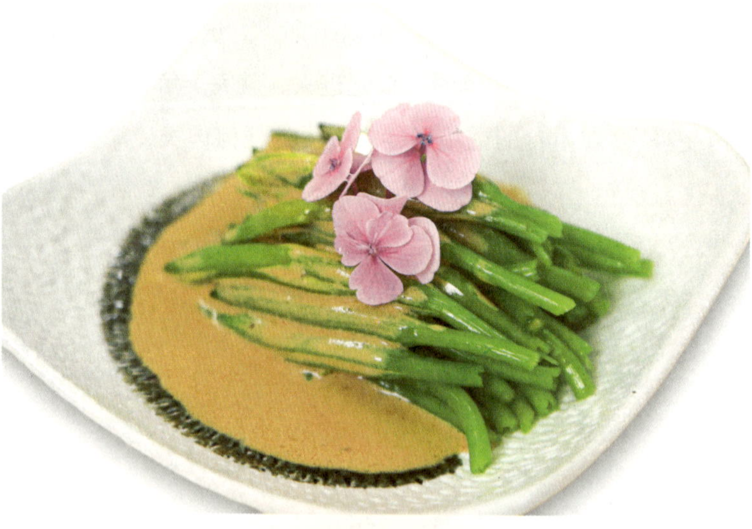

凉拌萱草花

可能会有某些毒性反应。

所以第二道菜我们用凉拌的方法，或者愿意蒜蓉炒一下也行，增强一下补心气的效果。

先准备一锅水煮开，水里放点儿植物油，再放点儿盐，把洗干净的萱草花蕾放进去，焯一下水。焯水的时间至少得 1 分钟，30 秒大火烧开，烧开以后快速过凉，就能保持它原来那种青绿偏黄的颜色。这时就可以调汁了，用温开水澥点儿芝麻酱浇在上面，或者用生抽，放点儿盐，稍微放点儿醋。

调味汁，里面再放点儿胡椒粉，滴点儿香油浇上去，这时就可以凉拌着吃、下饭吃、下酒吃，都非常好。

4 佐：费菜（救心菜）

君臣佐使的“佐”里面，我推荐一个南方很好的蔬菜，对心脏（臓）、血液、血管都有非常好的作用。

有的地方非常形象地把它称为“救心菜”，其实它的学名叫“费菜”，如果按西方科学的分类方法，它其实叫“景天三七”，一说三七大家都知道，它是一个非常好的活血和止血药。

现代科学研究发现，它能防止血管硬化，降血脂，改善冠状动脉循环，防中风、防心脏（臓）病，特别是对一些心率失常有效果。如果常没来由地心慌心悸，可以多吃费菜，这是一道非常好的药食同源的蔬菜。

费菜南方居多，北方也有，市场上都能买到。我们做的方法很简单，洗干净以后在锅里放上猪油，用蒜蓉炝出蒜香味，然后把费菜炒进去。时不时地做这么一道菜吃，有利于身心健康。

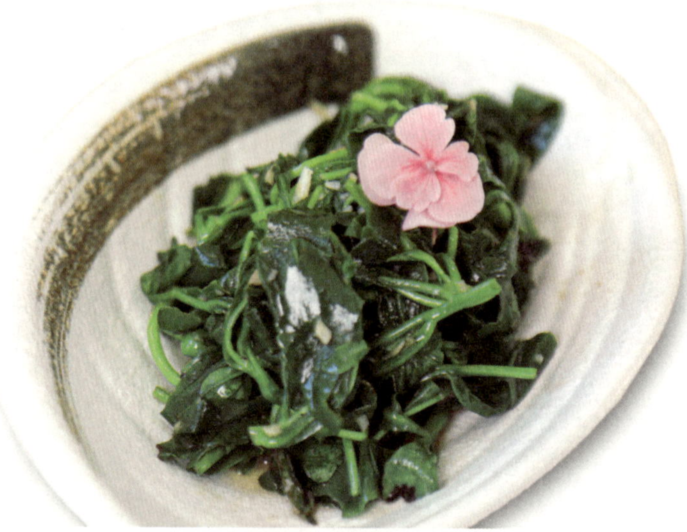

蒜蓉救心菜

5 使：藠头

最后一个是“使”，我们用酸味来收敛一下太多的汗。能将补心又酸敛结合到一起，就是藠头。尤其是我们前面吃的是海鲜粥，加姜丝必不可少，但最后还是要加一点热性的食材，就是藠头。

藠头学名叫薤白，薤白是真正的中国蒜，我们叫中国小蒜，也有人把它叫小蒜或小头蒜。

在日本就经常能看到醋泡的薤白在卖。家里佐餐的时候，他们有时用梅子，用盐泡软了吃饭时就着吃，我考证过这也是中国唐宋的饮食方式，还有一个佐餐食物就是藠头。我们现在吃大蒜，吃了以后有蒜臭，其实叫胡蒜，这是从西域、西方传过来的，太辣心。薤白就好一点。本身薤白有温补心阳、强心活血的作用，用醋泡了以后又能收敛，跟《金匮要略》里说的“瓜蒌薤白白酒汤”完全一致，《金匮要略》里的那个白酒其实就是醋。

所以，夏至的南方膳就用清清爽爽的海鲜粥，加上补心忘忧的萱草花、活血救心的救心菜，再加一个强心的藠头。虽然看起来简简单单的，但是符合你的生理，符合你心理，也符合你精神的需要。

祝大家用膳“怡”！

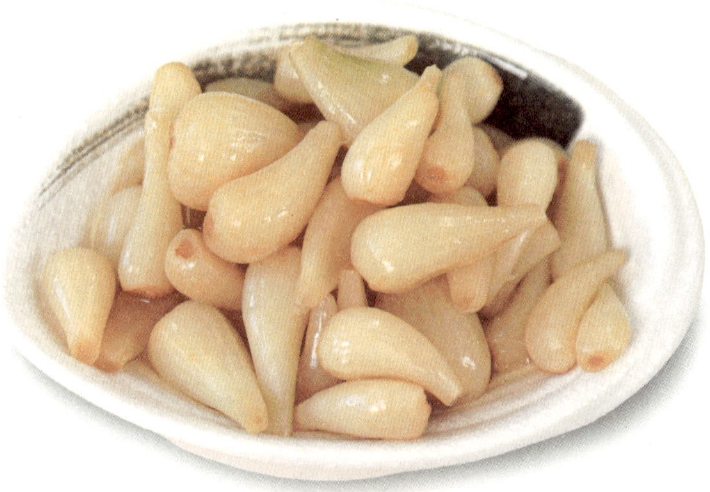

糖醋藠头

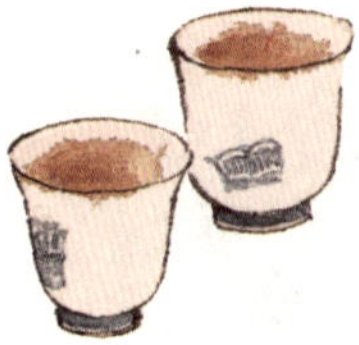